編集 | 日本臨床腫瘍薬学会

がん治療の疑問をメーリングリストで解決した件。

薬剤師が知りたいがんの疑問52件をバッチリ解説！

南江堂

■編集・執筆 (五十音順)

日本臨床腫瘍薬学会メーリングリスト運営委員会(◎:編集実務担当)

男鹿 宏和	おが ひろかず	草加市立病院薬剤部
小井土 啓一	こいどけいいち	国立がん研究センター中央病院薬剤部
◎佐藤 由美子	さとう ゆみこ	名古屋市立東部医療センター薬剤科
鈴木 真也	すずき しんや	国立がん研究センター東病院薬剤部
玉木 慎也	たまき しんや	国立病院機構北海道がんセンター薬剤部
千島 已幸	ちしま みゆき	クオール株式会社薬局支援本部在宅推進部
◎中島 寿久	なかしま としひさ	国立がん研究センター中央病院薬剤部
中田 英夫	なかだ ひでお	慶應義塾大学病院薬剤部
林 稔展	はやし としのぶ	国立病院機構九州医療センター薬剤部
原山 眞理子	はらやま まりこ	すばる薬局代表取締役
藤田 行代志	ふじた ゆきよし	群馬県立がんセンター薬剤部
◎山口 健太郎	やまぐち けんたろう	長崎大学病院薬剤部

■執筆協力

野村 久祥	のむら ひさなが	国立がん研究センター東病院薬剤部
山本 弘史	やまもと ひろし	長崎大学病院臨床研究センター

序　文

　本書『がん治療の疑問をメーリングリストで解決した件。』上梓にあたり，僭越ながらコメントさせて頂く機会を得ましたので，少しお付き合いください．

　本書は日本臨床腫瘍薬学会（JASPO）の会員が利用できる情報交換用メーリングリスト（以下 JASPO ML）で，日々飛び交う疑問とそれに対する返答をまとめた内容となっています．日本臨床腫瘍薬学会会員の皆様の中には，実際にメーリングリストを利用され，その利便性の高さを感じられた方も多くいらっしゃるのではないでしょうか．かくいう私もその一人です．

　現在の JASPO ML は 2012 年の日本臨床腫瘍薬学会発足と同時に始まったものですが，それ以前の 2008 年 4 月から，前身のメーリングリストを開設しました．開設当時の参加メンバーは，国立がん研究センター東病院の研修（日本病院薬剤師会がん薬物療法認定薬剤師の実務研修）生と職員 54 名でした．私は 2008 年 1 月から 3 月まで，5 期生として長崎から千葉へ研修に来ていました．慣れない土地でしたので当初は不安もありましたが，多くの方の支えがあって，日々楽しく有意義な研修を行うことができました．当時の東病院の薬剤師職員，薬剤師レジデント（当時はがんセンターのレジデント制度が始まって間もない頃でした），同期の研修生はもちろんのこと，1～4 期の先輩研修生の残した功績に支えられた部分も大きく，この絆をなんとか形にできないかと，メーリングリストを作ることを思い立ちました．先輩研修生とは当時はお会いしたこともありませんでしたが，メーリングリスト誕生後は気軽に質問や情報交換ができるようになり，その後も研修生が増える度に，また噂を聞きつけた方からのリクエストにも応じ，参加メンバーが次第に増えていきました．その絆は日本臨床腫瘍薬学会創設へ

序文

と繋がり，今日の JASPO ML へと広がっていきました．

　JASPO ML では設立当初より，日常の業務で遭遇する何気ない疑問が多く飛び交っていますが，この疑問の中には，成書などでは解決できないものも多くあります．薬剤師として仕事をしていく上で，事前にエビデンスを収集し，EBM（evidence-based medicine）を実践しようとする姿勢は大変重要ですが，根拠が見つけにくい事柄であれば，エビデンスレベルが低いとされる自験例も貴重な情報となり得ます．各施設や各薬剤師のいわば「生の声」を聞くことができる JASPO ML は，臨床薬学を実践する私達薬剤師にとって大変心強い味方であることを，何より私自身が体感しています．

　本書をまとめるにあたっては，上記のようなエビデンスの乏しい，しかし薬剤師が知りたい内容をいかにピックアップするかに苦労しました．JASPO ML 上に投稿された実際の質問と回答を元に，要点の整理やプライバシー保護のため適宜編集を加えています．また理解を高めるための解説とコラムを設け，質問内容の背景などが系統的に学習できるようにしています．いわゆるマニュアル本のように網羅的にまとまった形ではありませんが，メーリングリストのリアリティーをそこから感じ取って頂ければ幸いです．

2016 年 8 月

日本臨床腫瘍薬学会メーリングリスト運営委員会　委員長
長崎大学病院薬剤部　**山口健太郎**

目 次

第Ⅰ章　抗がん薬の使い方

- **Q1** ゲフィチニブの薬物相互作用について ……………………鈴木真也　*2*
- **Q2** デノスマブとゾレドロン酸水和物の相違点と使い分けについて ……………………中島寿久　*6*
- **Q3** ロンサーフ®の調剤・投与方法について ……………………千島已幸，佐藤由美子　*11*
- **Q4** ティーエスワン®の服用期間について ……………………中田英夫　*16*
- **Q5** FOLFIRINOX療法のイリノテカン塩酸塩水和物投与時間について ……………………玉木慎也　*22*
- **Q6** アキシチニブの服用順守率と生存期間の関連について ……………………林　稔展　*26*

第Ⅱ章　副作用とその対策

- **Q7** 『制吐薬適正使用ガイドライン』に掲載されていない抗がん薬の前投薬について① ……………………玉木慎也　*32*
- **Q8** 『制吐薬適正使用ガイドライン』に掲載されていない抗がん薬の前投薬について② ……………………玉木慎也　*36*
- **Q9** パロノセトロン塩酸塩について ……………………藤田行代志　*40*
- **Q10** ステロイド含有レジメン投与時のアプレピタント併用について ……………………藤田行代志　*44*
- **Q11** シスプラチン投与時の腎障害対策について ……………………中島寿久　*48*
- **Q12** 分子標的治療薬による皮膚障害対策について ……………………林　稔展　*53*
- **Q13** 皮膚障害予防のための外用剤の指導について ……………………林　稔展，山口健太郎　*57*

v

目次

Q14 ペメトレキセドナトリウム水和物による皮疹対策について
....林 稔展　*61*

Q15 抗がん薬血管外漏出時の対応について............山口健太郎　*64*

Q16 リツキシマブ投与による infusion reaction の対応について
....中島寿久　*67*

Q17 シクロホスファミド水和物の出血性膀胱炎予防対策について
....中島寿久　*71*

Q18 アントラサイクリン系抗がん薬の累積投与量について
....藤田行代志　*75*

Q19 好中球減少時の食事制限について............小井土啓一　*80*

Q20 抗がん薬による末梢神経障害対策について............中田英夫　*83*

Q21 イリノテカン塩酸塩水和物による迷走神経反射対策について
....中島寿久　*87*

Q22 ベバシズマブによる高血圧対策について............鈴木真也　*90*

Q23 白金系抗がん薬アレルギーに対する脱感作療法について
....男鹿宏和　*94*

Q24 B 型肝炎ウイルス（HBV）再活性化予防対策について
....佐藤由美子　*98*

Q25 吃逆（しゃっくり）への対処方法と柿蔕について
....鈴木真也　*101*

Q26 セツキシマブによる低マグネシウム血症への対策について
....中田英夫　*105*

Q27 脱毛ケアについて............................小井土啓一　*109*

Q28 抗がん薬の重大な副作用の服薬指導について............佐藤由美子　*112*

第Ⅲ章　がん緩和ケア

Q29 緩和的に行う皮下輸液について............男鹿宏和，中島寿久　*118*

Q30 麻薬の入院中自己管理について............山口健太郎　*122*

Q31 がんの皮膚浸潤による悪臭対策について............鈴木真也　*125*

Q32 高カロリー輸液へのオクトレオチド酢酸塩混注について
....佐藤由美子 *128*

第Ⅳ章　がんを取り巻く制度

Q33 高額療養費制度について............原山眞理子，中島寿久 *134*
Q34 病院での外来経口抗がん薬服薬指導について......山口健太郎 *139*
Q35 病院におけるレジメン審査の組織，手順について
....小井土啓一 *143*
Q36 がん患者の就労支援について............佐藤由美子 *147*
Q37 適応外のレジメン審査について............小井土啓一 *151*

第Ⅴ章　抗がん薬を取り巻く制度

Q38 抗がん薬調製環境の清掃について............中田英夫 *156*
Q39 抗がん薬曝露防止用品について............男鹿宏和 *160*
Q40 抗がん薬投与後の生理食塩液フラッシュについて
....男鹿宏和 *163*
Q41 抗がん薬の粉砕や簡易懸濁について............中島寿久 *167*
Q42 閉鎖式薬物移送システムについて............藤田行代志 *171*
Q43 携帯型ディスポーザブル注入ポンプの取り扱いについて
....玉木慎也 *177*
Q44 抗がん薬の破損時の対処について............中田英夫 *180*
Q45 抗がん薬治療中患者の小児との接し方について......男鹿宏和 *185*
Q46 抗がん薬膀胱内注入後の処理方法について......山口健太郎 *189*
Q47 医師（看護師）による抗がん薬調製実施方法について
....山口健太郎 *192*

目 次

第Ⅵ章　薬局と在宅

Q48 抗がん薬院外処方時の薬局への情報提供について
　　　　　　　　　　　　　　　　　　　　　　　　　　鈴木真也　*196*

Q49 薬局での経口抗がん薬の副作用指導について
　　　　　　　　　　　　　　　　　　　原山眞理子，佐藤由美子　*199*

Q50 薬局での抗がん薬服薬指導時の配慮について　　佐藤由美子　*204*

Q51 麻薬処方せん応需時の疼痛コントロールの状況把握について
　　　　　　　　　　　　　　　　　　　　　　　　　　佐藤由美子　*208*

第Ⅶ章　その他

Q52 注射用抗がん薬の後発品採用について　　　　　　玉木慎也　*212*

Column

ゲフィチニブと食事	鈴木真也	*5*
経口抗がん薬における服用継続の重要性	中田英夫	*20*
イリノテカン塩酸塩水和物の下痢と遺伝子多型の関連	玉木慎也	*24*
NCCN 制吐ガイドライン	玉木慎也	*35*
手足症候群（HFS）になりやすい抗がん薬	玉木慎也	*38*
悪心・嘔吐の各種ガイドライン	玉木慎也	*39*
ステロイド含有レジメン	藤田行代志	*46*
シスプラチン投与におけるショートハイドレーション	中島寿久	*51*
CTCAE を用いた副作用 Grade 評価	佐藤由美子	*55*
FTU	山口健太郎	*60*
ドキソルビシン塩酸塩による心毒性	藤田行代志	*78*
食中毒の要因	小井土啓一	*82*
脱感作療法	男鹿宏和	*96*
HBV マーカー	佐藤由美子	*100*
がん化学療法における吃逆の治療の現状	鈴木真也	*103*

viii

EGFRと分子標的治療薬	中田英夫	108
「医薬品副作用被害救済制度」と抗がん薬	佐藤由美子	115
消化管閉塞と緩和ケア	佐藤由美子	130
キャンサーボード	小井土啓一	145
がんサバイバーシップと薬剤師	佐藤由美子	149
適応外使用	小井土啓一	153
公知申請	小井土啓一	154
投与形態による調製時の汚染リスク分類	中田英夫	158
原発性脳腫瘍	中島寿久	170
膠芽腫	中島寿久	170
携帯型ディスポーザブル注入ポンプの流速の変化	玉木慎也	179
抗がん薬による汚染時に使用するキット（スピルキット）	中田英夫	182
抗がん薬汚染時の中和キット	中田英夫	183
患者のための薬局ビジョン	原山眞理子，佐藤由美子	202
基準薬局と電話相談窓口	佐藤由美子	206
エタノールが添加剤として含まれる注射用抗がん薬	玉木慎也	214

索 引 ——— 217

謹告 著者ならびに出版社は，本書に記載されている内容について最新かつ正確であるよう最善の努力をしております．しかし，薬の情報および治療法などは医学の進歩や新しい知見により変わる場合があります．薬の使用や治療に際しては，読者ご自身で十分に注意を払われることを要望いたします． 株式会社　南江堂

第I章
抗がん薬の使い方

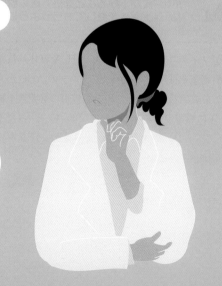

Ⅰ. 抗がん薬の使い方

Q1 ゲフィチニブの薬物相互作用について

Key Word イレッサ®（ゲフィチニブ），胃酸分泌阻害薬，相互作用

> プロトンポンプ阻害薬（PPI）とゲフィチニブ併用の際に気をつけていることを教えてください．
>
> イレッサ®（ゲフィチニブ）の添付文書にはプロトンポンプ阻害薬（proton pump inhibitor：PPI）との併用で血中濃度-時間曲線下面積（area under the blood concentration-time curve：AUC）が50％まで低下すると記載があるのですが，併用の際に気をつけていることがありましたら，教えてください．

がん有資格薬剤師

Re1
血中濃度が下がることを処方医に説明して胃粘膜保護薬へ変更してもらうようにしています．

　医師へゲフィチニブにPPIもしくはH₂受容体拮抗薬などの胃酸分泌阻害薬を併用するとゲフィチニブのAUCが大きく低下することを説明し，胃酸分泌阻害薬併用の必要性を確認のうえ，胃内pHに影響が少ないムコスタ®（レバミピド）やセルベックス®（テプレノン）のような胃粘膜保護薬に胃薬を変更してもらうようにしています．

Q1. ゲフィチニブの薬物相互作用について

がん有資格薬剤師 関東

Re2
この相互作用を当院の医師に問い合わせた際「治療効果への影響に関するデータが十分でないので，特に変更しない」と回答されました．

　この相互作用は添付文書の併用注意としてあげられているので，胃酸分泌阻害薬を併用している場合は，処方医に問い合わせを行っています．しかし，当院の医師はこの相互作用を問い合わせてもあまり変更してくれません．

　ゲフィチニブと胃酸分泌阻害薬の併用によるゲフィチニブのAUCや最高血中濃度（Cmax）減少が治療効果に影響していることを証明した臨床試験がないためです．

解　説

　胃酸分泌阻害薬の併用がゲフィチニブの血中濃度低下を起こす機序は，吸収過程においてゲフィチニブの溶解度が胃内pHに依存し，pH 4～6の間で溶解度は大きく低下，pH 6以上においてはほとんど溶解せず，その吸収率が減少することが知られています．添付文書にはそのデータが記載されており，pH 6.8であると溶出率10%未満と，pH 5の87～96%の溶出率に比較して著しく低下しています（表1）．

表1　イレッサ®錠250の溶出率（%）

試験液	15分	30分	45分
pH 1.2	101	102	－
pH 3.0	90	96	－
pH 4.0	89	94	96
pH 5.0	87	96	96
pH 6.8	<10	<10	<10
水	<10	<10	<10

（イレッサ®錠250添付文書より）

I. 抗がん薬の使い方

　AUCへの影響については「制酸剤を用いて約6～7時間にわたり胃内pHを5以上で維持したところ，本剤のAUCが約50%減少した」とゲフィチニブの添付文書に記載があり，同系列の薬剤であるタルセバ®（エルロチニブ塩酸塩）の添付文書においては「オメプラゾールと本剤を併用すると，本剤のAUCが46%低下した」「ラニチジンと本剤を併用すると，本剤のAUCが33%低下した」との記載があります．この薬物相互作用を回避するためには胃酸分泌阻害薬を使用しない，もしくは影響の少ない方法で使用することがあげられます．たとえば，①胃酸分泌阻害薬ではなく，胃内pHへの影響が少ない胃粘膜保護薬への変更を提案する，②持続時間が長いPPIではなくH_2受容体拮抗薬を用い，かつ時間をあけて内服する（図1），などが提案できます．②は，エルロチニブ塩酸塩の場合について，H_2受容体拮抗薬の影響を減らしたとの報告[1]があり，ゲフィチニブについても同様に対応できると思われます．

　ゲフィチニブおよびエルロチニブ塩酸塩の添付文書において，H_2受容体拮抗薬は併用注意に含まれますが，禁忌とされていません．また，臨床試験においてゲフィチニブの血中濃度が全生存期間と相関するという報告[2]はあるものの，その内容は肯定的なものもあれば否定的なものもあり，明確な見解がありません．ゲフィチニブの血中濃度の減少が臨床効果へ影響したことを明確に証明したものはない[1]ために，胃酸分泌阻害薬が必要な場合は，あえて処方変更しないこともあります．これ

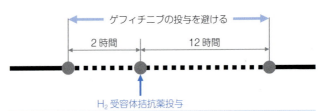

図1　H_2受容体拮抗薬の影響の少ないゲフィチニブの投与方法

は，あくまで薬剤の効果持続などを考慮したものであり，臨床効果に影響を及ぼさないかどうかについては知られていません．

なお，添付文書において胃酸分泌阻害薬の影響を受けることが示されているチロシンキナーゼ阻害薬にはゲフィチニブ，エルロチニブ塩酸塩をはじめ，スプリセル®（ダサチニブ水和物），タシグナ®（ニロチニブ塩酸塩水和物），タイケルブ®（ラパチニブトシル酸塩水和物），ヴォトリエント®（パゾパニブ塩酸塩）などがあります．いずれも併用注意であり，禁忌ではありませんが注意が必要です．

Column

● ゲフィチニブと食事

インタビューフォームに記載されている海外データですが，空腹時および食後にゲフィチニブを単回経口投与して薬物動態を比較したところ，食後投与したときの AUC および Cmax は，空腹時投与と比較してそれぞれ 37% および 32% 増加したとあります．しかし，臨床上特に問題となる変化ではなかったと結論づけられています．また，高齢者においては，これらの胃酸分泌阻害薬を内服しなくとも無酸症の症例が多いことから，ゲフィチニブの内服は食後投与が推奨されています．

引用文献

1) Duong S et al：Should the concomitant use of erlotinib and acid-reducing agents be avoided? The drug interaction between erlotinib and acid-reducing agents. J Oncol Pharm Pract **17**：448-452, 2011
2) Zhao YY et al：The relationship between drug exposure and clinical outcomes of non-small cell lung cancer patients treated with gefitinib. Med Oncol **28**：697-702, 2011

Q2 デノスマブとゾレドロン酸水和物の相違点と使い分けについて

Key Word　ランマーク®（デノスマブ），ゾメタ®（ゾレドロン酸水和物）

> 腎機能低下患者に，デノスマブとゾレドロン酸水和物のどちらを使用していますか？
>
> ランマーク®（デノスマブ），ゾメタ®（ゾレドロン酸水和物）両剤とも，クレアチニンクリアランス（CCr）が30 mL/分未満の腎機能低下患者に対しては，使用経験がないと添付文書に記載されています．医師からも，腎機能低下症例に対してどちらの薬剤を使用したらよいか相談されることがあります．どのように使い分けているか，使用状況を教えてください．

がん有資格薬剤師

Re1
医師によって異なっています．

ゾレドロン酸水和物では腎機能に応じて推奨用量が設定されていますが，デノスマブについては特にありません．臨床試験ではデノスマブの高度腎機能障害例に対する実績がなく，国内での低カルシウム血症による死亡例では高度の腎機能障害を認めていました．そのため，高度腎機能障害例に対してはデノスマブの使用も慎重にすべきであると考えています．

薬剤の選択については，診療科によって多少温度差があります．過去の臨床試験からデノスマブが骨関連事象（skeletal related event：SRE）のリスクを明らかに減少させる点から，エビデンスに基づいて新規症例やゾレドロン酸水和物不応例で

はデノスマブが好まれています．一方で，化学療法の投与間隔や来院間隔に応じてゾレドロン酸水和物とデノスマブを使い分けている医師もいます．

解説

骨転移病変部では，骨吸収促進因子が豊富に放出されNF-κB活性化受容体リガンド（receptor activator of NF-κB ligand：RANKL）の作用が亢進します（図1）．骨吸収の主役である破骨細胞は破骨前駆細胞からRANKLの作用により分化します．破骨細胞はがん細胞により活性化され，骨吸収と骨形成のバランスを崩し，正常な骨をつくることができなくなってしまいます．抗RANKL抗体であるデノスマブはRANKLに対する完全ヒト型モノクローナル抗体であり，RANKLの作用を阻害することで骨吸収を抑制します（図2）．これに対して，ビスホ

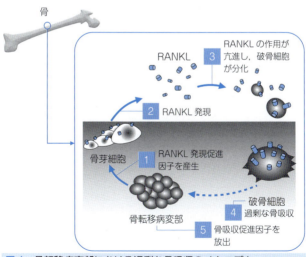

図1　骨転移病変部における過剰な骨吸収のメカニズム
（ランマーク®皮下注120 mgインタビューフォームより）

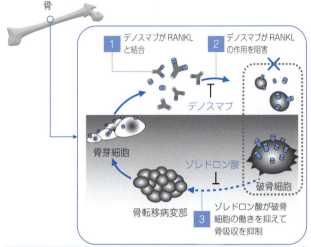

図2　骨転移病変部におけるデノスマブの作用機序
(ランマーク®皮下注 120 mg インタビューフォームより)

スホネート製剤は,破骨細胞内のメバロン酸代謝経路において,ファルネシルピロリン酸合成酵素を阻害し,破骨細胞による骨吸収を抑制します.ビスホスホネート製剤の中で,特にこの酵素阻害作用が強い薬剤がゾレドロン酸水和物になります.

　骨転移を有する固形がん(乳がん,前立腺がんを除く)もしくは多発性骨髄腫,乳がんおよびホルモン抵抗性前立腺がんをそれぞれ対象とした3つのランダム化第Ⅲ相試験の併合解析では,ゾレドロン酸水和物と比較してデノスマブのほうが初回SRE発現のリスクを低下させ,初回SREが発現するまでの期間を有意に延長させることが報告されていますが,全生存期間および無病生存期間については有意な差は認められていません[1].米国臨床腫瘍学会(American Society of Clinical Oncology:ASCO)の乳がん骨転移に関するガイドラインでは,明らかな骨転移が認められた場合,デノスマブ注射液 120 mg とゾレドロン酸水和物注射液 4 mg は同列に推奨されています[2].

Q2. デノスマブとゾレドロン酸水和物の相違点と使い分けについて

ゾレドロン酸水和物とデノスマブを使い分けるにあたり，効果以外の違いについてまとめたものが表1になります．ゾレドロン酸水和物の副作用では，発熱などの急性反応や腎機能障害がより多いです．発熱はゾレドロン酸水和物初回投与患者の約50％において48時間以内に生じます．悪寒，筋肉痛，関節痛，骨痛などについても認められることはありますが，1～2日で自然軽快することが多いです．デノスマブはゾレドロン酸水和物に比べ急性反応は少ないですが，低カルシウム血症の頻度は高いです．そのため，デノスマブ投与患者では，重篤な低カルシウム血症の発現を軽減するため，血清補正カルシウム値が高値でない限り，毎日少なくともカルシウムとして500 mgおよび天然型ビタミンDとして400 IUを投与します．また，デノスマブは腎機能による投与量調節は必要ありませんが，腎機能低下患者ではビタミンDの活性化が障害されているため，この場合は天然型ではなく活性型ビタミンD製剤を投与します．適応症については，ゾレドロン酸水和物には悪性腫瘍によ

表1 ゾレドロン酸水和物とデノスマブの使用上の相違点

		ゾレドロン酸	デノスマブ
投与		15分以上で点滴静注	皮下注射
投与間隔		3～4週に1回	4週に1回
薬価[注1]		28,075円	46,685円
腎機能による投与量調整[注2]		必要	不要
高カルシウム血症に対する適応		あり	なし
低カルシウム血症予防内服		必要に応じて	原則実施
副作用	急性反応(3日以内)	20.2%	8.7%
	腎有害事象	11.8%	9.2%
	低カルシウム血症	5.0%	9.6%
	顎骨壊死	1.3%	1.8%

[注1] 2016年先発品薬価
[注2] 重度の腎機能障害に対する使用経験は少なく，慎重投与
(中原善郎ほか：呼吸器内科 24：188, 2013 より)

る高カルシウム血症に対する保険適用を得ていますが，デノスマブにその適用はありません．また，化学療法中の患者の場合，デノスマブは4週間隔での投与であるのに対し，ゾレドロン酸水和物は投与間隔3〜4週間ごとであり，化学療法の投与スケジュールに合わせられるため患者の外来通院回数を削減することができます．

このように臨床試験の結果から，SRE抑制についてはゾレドロン酸水和物と比較しデノスマブのほうが効果は高いと考えられますが，両薬剤の臨床的な類似点・相違点を理解し，生活の質（quality of life：QOL）を考慮したうえで用いることが大切だと思います．

引用文献

1) Lipton A et al：Superiority of denosumab to zoledronic acid for prevention of skeletal-related events；a combined analysis of 3 pivotal, randomised, phase 3 trials. Eur J Cancer **48**：3082-3092, 2011
2) Van Poznak CH et al：American Society of Clinical Oncology executive summary of the clinical practice guideline update on the role of bone-modifying agents in metastatic breast cancer. J Clin Oncol **29**：1221-1227, 2011
3) 中原善郎ほか：デノスマブ（ランマーク®）とゾレドロン酸（ゾメタ®）のsimilarity and difference. 呼吸器内科 **24**：188-192, 2013

Q3 ロンサーフ® の調剤・投与方法について

Key Word ロンサーフ®，ブリスターカード，アドヒアランス

> ロンサーフ® の調剤方法，渡し方について，各施設の取り決めがあれば教えてください．
>
> ロンサーフ®（トリフルリジン・チピラシル塩酸塩配合）は，15 mg 錠，20 mg 錠の 2 剤形があります．投与量は体表面積により細かく設定（表1）されており，患者ごとに錠剤の組み合わせが異なります．また，投与スケジュールも複雑であるため製薬企業よりブリスターカード（図1）の使用を推奨されていますが，これ以外にも取り決めなどがあれば，教えてください．

薬局薬剤師 関東

Re1
当薬局では以下のように工夫して投薬しています．

　製薬企業から提供されているブリスターカードに錠剤をセットし，服用日，服用期間を記入しています．初回投与から外来でしたが，投与量ごとの錠剤の組み合わせについては薬剤師が選択したほうが間違いは起こりにくいと考えたため，医師に疑義照会を行い，処方せんの記載を 1 日量 mg に変更してもらいました．患者には投与開始 7 日目に電話で服薬状況や副作用を確認しています．

　ブリスターカードが剥がれたり，錠剤が落ちるようなトラブルもなく服薬に関しては問題ありませんでした．

Ⅰ. 抗がん薬の使い方

表1 ロンサーフ®の1回用量と服用錠数

体表面積 (m²)	1日用量 (トリフルリジン相当量)	朝・夕食後の1回用量	服用錠数 (組み合わせの例)
1.07 未満	70 mg	35 mg	ロンサーフ15 ロンサーフ20
1.07 以上〜1.23 未満	80 mg	40 mg	ロンサーフ20 ロンサーフ20
1.23 以上〜1.38 未満	90 mg	45 mg	ロンサーフ15 ロンサーフ15 ロンサーフ15
1.38 以上〜1.53 未満	100 mg	50 mg	ロンサーフ15 ロンサーフ15 ロンサーフ20
1.53 以上〜1.69 未満	110 mg	55 mg	ロンサーフ15 ロンサーフ20 ロンサーフ20
1.69 以上〜1.84 未満	120 mg	60 mg	ロンサーフ15 ロンサーフ15 ロンサーフ15 ロンサーフ15 or ロンサーフ20 ロンサーフ20 ロンサーフ20
1.84 以上〜1.99 未満	130 mg	65 mg	ロンサーフ15 ロンサーフ15 ロンサーフ15 ロンサーフ20
1.99 以上〜2.15 未満	140 mg	70 mg	ロンサーフ15 ロンサーフ15 ロンサーフ20 ロンサーフ20
2.15 以上	150 mg	75 mg	ロンサーフ15 ロンサーフ20 ロンサーフ20 ロンサーフ20 or ロンサーフ15 ロンサーフ15 ロンサーフ15 ロンサーフ15 ロンサーフ15

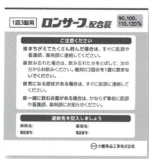

図1 ロンサーフ®ブリスターカード

Q3. ロンサーフ®の調剤・投与方法について

がん有資格薬剤師

Re2
院内も近隣の保険薬局でもブリスターカードを使用しています．

地域の薬剤師会と相談し，患者が来局した場合は，ブリスターカードを使用するよう取り決めをしています．また，アドヒアランスを確認するため，外来患者には飲み終わったブリスターカードを持参してもらうようにしています．飲み残しや途中休薬があり処方日数を調整する場合，保険薬局に残薬を渡し，合算してブリスターカードにセットする取り決めをしています．

がん有資格薬剤師

Re3
初回は院内で患者の希望に合わせて調剤しています．

外来導入の取り決めとして，初回は原則院内処方とし病院薬剤師が服用方法の指導について介入します．患者が院外処方を希望する場合でも，病院薬剤師が介入します．調剤方法については，介入時に患者にブリスターカード使用のメリット・デメリット（表2）を説明し希望を聞いています．

服用する規格が1種類でわかりやすい患者や末梢神経症状が重い患者は，ブリスターカードを使用していません．薬袋に服用日，休薬日をわかりやすく記載し，間違いがないように注意喚起しています．あらかじめデメリットも伝えておかないと，のちのちトラブルになる可能性もあるので注意しています．

表2 ブリスターカード使用に関するメリット・デメリット

メリット	●服用量と休薬の管理に有効
デメリット	●薬を落とす可能性が高い（シートが大きすぎるため） ●FOLFOX療法による末梢神経障害が残っている患者にはシートが大きすぎて力がかけづらい

解 説

ロンサーフ®は治癒切除不能な進行・再発の結腸・直腸がんを適応にもつ経口ヌクレオチド系抗がん薬です．1日量は体表面積により70〜150 mgと幅が広く，投与スケジュールも1日2回，5日間連続経口投与したのち2日間休薬，これを2回繰り返したのち14日間休薬と複雑になっています（図2）．投与スケジュールが複雑であるため，患者の理解度に合わせて，製薬企業提供のブリスターカードの使用をすすめるとよいでしょう．

また，医師が処方する際に，投与量により15 mg錠，20 mg錠の2種類の組み合わせと錠数を的確に選択する必要があるため，医療安全上の観点から *Re1* のように1日量mgで処方するといった取り決めをしたり，電子カルテのセット処方を利用するなど，薬剤師から処方支援をすることも重要でしょう．

なお，ロンサーフ®に限らず，抗がん薬の場合，服薬指導を行う薬剤師が頻繁に交代すると，患者によっては不安になりアドヒアランスの低下を招くこともあるため，患者担当制を採用する薬局もあります．その他，患者の同意を得て，副作用発現が予想されるタイミングや受診と受診の間に，服用状況・副作用状況（具体的には口内炎ができていないか，食事量はどのくらいかなど）を確認することもあります．また，担当薬剤師の携帯番号を伝え，夜間でも患者からの相談に対応できる体制を整える薬局もあります．

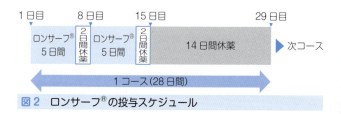

図2 ロンサーフ®の投与スケジュール

このように,経口抗がん薬の適正使用においては,副作用説明およびモニタリングとともに,患者が間違いなく服用できるような配慮も必要と考えられます.がん薬物療法に関する専門的知識とともに,1人の患者に継続的に対応する「かかりつけ薬剤師」として,かかりつけ医と連携し,患者に安全・安心な薬物療法を提供するといった関わりが今後より求められるでしょう.そういった連携の中で,ブリスターカードなどの活用を含め,個々の患者に適した調剤方法を選択できる体制をとっていけるとよいでしょう.

I. 抗がん薬の使い方

Q4 ティーエスワン® の服用期間について

Key Word ティーエスワン®, 服用スケジュール, エビデンス, レジメン, 臨床試験, 胃癌治療ガイドライン

ティーエスワン® などの経口抗がん薬の服用スケジュールが適応によって異なるのはなぜですか？

　ティーエスワン®（テガフール・ギメラシル・オテラシルカリウム配合）の服用スケジュールが，がんの種類によって違いがあるのはどうしてなのでしょうか？
　エビデンスによる違いがあるのでしょうか？　教えてください．

病院薬剤師

Re1 臨床試験のレジメンによって異なるからだと思われます．

　経口抗がん薬の効果が確認された臨床試験のレジメンが，個々のがんや併用する薬剤によって異なるためと考えます．
　ティーエスワン® は添付文書上，4週投与後2週休薬する（4投2休）と規定されていますが，実際はそれよりも投与期間が短くなる場合があります．シスプラチンなど他剤と併用する場合は骨髄抑制などの副作用があらかじめ想定されるため，投与期間を短くした臨床試験を組んでいるのではないかと思われます．
　もう一つの理由は，経口抗がん薬も他の静注用抗がん薬と同様に副作用が発現することです．ティーエスワン® は副作用が原因で28日間の連続服用ができないことがよくあります．そ

の場合には，投与期間を短く（休薬期間も短く）することにより投与の継続が可能となることが知られているため，例として2週投与後1週休薬するなどの変更が臨床の現場ではしばしば行われています．この胃がんに対する2週投与後1週休薬するレジメンについてはエビデンスがあり，『胃癌治療ガイドライン』（医師用，第4版）にも掲載されています[1]．

経口抗がん薬に関するエビデンスは，がんの種類やレジメンごとに多数存在しており，すべてを理解することはむずかしいと思います．有名なレジメンについては製薬企業に資料を請求するなどの方法もよいと思います．

最後になりますが，ティーエスワン®やゼローダ®（カペシタビン）の場合は，どのようながんにおいても休薬期間が必須となるので，休薬の有無だけは最低限確認するようにしてください．

薬局薬剤師　関東

Re2
ティーエスワン®の臨床試験に関してまとめました．

ティーエスワン®の臨床試験に関して表1にまとめました．こちらを確認すると，がんの種類よりも併用する薬剤によって服用スケジュールが異なる，という表現のほうが正しいように思います．

① **単剤療法**：基本は4週投与2週休薬ですが，2週投与1週休薬も繁用されています．効果についてしっかりと検証された試験はありませんが，医師の使用経験で2週投与1週休薬のほうが安全性も忍容性も優れているという判断がなされ，繁用されるに至ったものです．現在進行中の大規模臨床試験におけるティーエスワン®単剤群は，2週投与1週休薬で設定されているものが多いようです．

② **併用療法**：表1に示すレジメンは，国内の大規模臨床試験

I. 抗がん薬の使い方

表1 ティーエスワン®の臨床試験

		がん	併用薬剤	大規模臨床試験名
単剤療法	2週投与1週休薬	―	―	―
併用療法	2週投与1週休薬	非小細胞肺がん	ティーエスワン®＋カルボプラチン	LETS study
		大腸がん	ティーエスワン®＋オキサリプラチン＋ベバシズマブ	SOFT study
	3週投与2週休薬	胃がん	ティーエスワン®＋シスプラチン	SPIRITS study
		非小細胞肺がん	ティーエスワン®＋シスプラチン	CATS study
	2週投与2週休薬	大腸がん	ティーエスワン®＋イリノテカン	FIRIS study

注）上記の臨床試験は投稿された時点（2014年）のものであり，現状にそぐわない可能性があります．臨床に応用する際には十分に確認のうえご利用ください．

にて，それまでの標準治療と比べて非劣性（同等性）か優越性を統計学的に証明でき，現在各がんでの標準治療として用いられているものの一部です（2014年5月時点）．

解　説

ティーエスワン®の服用スケジュールにおいて，添付文書に記載されている4週投与2週休薬とは異なるケースがみられる理由として，①他剤と併用するための変更と，②副作用軽減のための変更の2つに分類できると考えます．

1. 他剤と併用するための変更

ティーエスワン®やカペシタビンなどは5-FU®（フルオロウラシル）と同じフッ化ピリミジン系の殺細胞性の抗がん薬に分類され，服用によって骨髄抑制や，悪心・嘔吐，下痢，皮膚障害などの副作用がみられます．フッ化ピリミジン系抗がん薬は

時間依存的に効果を発現するため，薬剤によっては治療効果と副作用のバランスをとるために"○○日服用，○○日休薬"というスケジュールが規定されています．

　一方，現在のがん薬物療法は多剤併用が一般的であり，他の抗がん薬と併用する場合には副作用が強くみられることが想定されるため，治療の忍容性を高めるために単剤の場合よりも減量した用量で併用されることが一般的です．その場合の服用スケジュールは回答 *Re2* にあるようにエビデンスとなる臨床試験のプロトコールに準じるため，その臨床試験に対する理解が必要となります．

2．副作用軽減のための変更

　経口抗がん薬による治療は継続服用することを前提として設定されているため，副作用症状が発現した場合には，服用継続によりその症状が徐々に強くなることや持続してしまうことがあります．一方で，治療効果はレジメンによって規定されている治療期間を継続することによって期待できるため，患者が服用を継続できるように副作用対策を行うことが重要となります．

　胃がんによる胃切除後の再発リスク抑制におけるティーエスワン®の効果を検証した ACTS-GC 試験では，ティーエスワン®を1年間服用することによって再発リスクの低下と予後の延長が認められましたが，参加した患者のうち3人に1人が副作用によって服用の中断または薬剤の減量が必要であったことがわかっています[2]．そして，治療効果は服用を継続していた患者のほうが高いという結果も明らかになっています[3]（Column 参照）．

　臨床現場では副作用による治療中断を回避し，副作用を軽減しながら治療を継続していくために4週投与2週休薬ではなく2週投与1週休薬に変更することが多くみられます．

　ただし，このようなスケジュールの変更に関しての明確なエ

ビデンスは存在せず,医師の判断によることがほとんどですので,患者が医師からどのような指導を受けているか十分に注意・確認する必要があります.

Column

☛ 経口抗がん薬における服用継続の重要性

ACTS-GC 試験は,胃がん StageⅡ/Ⅲ で治癒切除(腫瘍組織をすべて切除)を受けた患者を手術単独の群と術後にティーエスワン® を服用した群(4 週投与 2 週休薬,1 年間)に分けて,無再発生存期間(relapse-free survival:RFS)と全生存期間(overall survival:OS)を比較した臨床試験です.

2007 年に発表された結果では,ティーエスワン® は 5 年間 RFS において再発リスクを 34.7%,5 年 OS において死亡リスクを 33.1% 低下させる結果(図1,2)となり,これを受けて胃がんの StageⅡ/Ⅲ の治癒切除症例に対する術後補助化学療法はティーエスワン® を 4 週投与 2 週休薬で 1 年間継続する

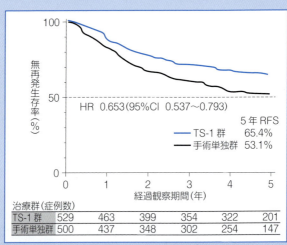

図 1 ACTS-GC 試験における 5 年追跡調査での RFS
(Sasako M et al:J Clin Oncol **29**:4387, 2011 より)

(次頁へ続く)

Q4. ティーエスワン® の服用期間について

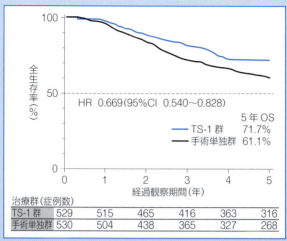

図 2 ACTS-GC 試験における 5 年追跡調査での OS
(Sasako M et al：J Ciin Oncol **29**：4387, 2011 より)

治療が標準となりました[4]．その後，さらに詳しく解析を行ったところ，実際の投与量/予定投与量が 70% 未満になった場合と 1 年間の治療を完遂できなかった場合に生存率が低くなることが明らかになりました．これはティーエスワン® による治療効果（生存率）を最も高くするためには，副作用対策として休薬や減量を行いながらも予定の 70% 以上の投与量で 1 年間飲み続ける必要があることを示しています[3]．

引用文献

1) 日本胃癌学会（編）：胃癌治療ガイドライン医師用 2014 年 5 月改訂，第 4 版，金原出版，東京，2014
2) Sakuramoto S et al：Adjuvant chemotherapy for gastric cancer with S-1, an oral fluoropyrimidine. N Engl J Med **357**：1810-1820, 2007
3) 桜本信一：各科領域における術後補助化学療法の現状 Stage Ⅱ-Ⅲ 胃癌 D2 郭清後の補助化学療法（会議録）．日癌治療会誌 **43**：321，2008
4) Sasako M et al：Five-year outcomes of a randomized phase III trial comparing adjuvant chemotherapy with S-1 versus surgery alone in stage Ⅱ or Ⅲ gastric cancer. J CIin Oncol **29**：4387-4393, 2011

Ⅰ. 抗がん薬の使い方

Q5 FOLFIRINOX療法のイリノテカン塩酸塩水和物投与時間について

Key Word 膵がん，FOLFIRINOX療法，イリノテカン塩酸塩水和物

> 膵がんにおけるFOLFIRINOX療法のイリノテカン塩酸塩水和物の投与時間を教えてください．
>
> 海外のACCORD Ⅱ試験では，イリノテカン塩酸塩水和物はレボホリナートカルシウム投与30分後に開始し90分で投与した[1]と明記されています（図1）．国内第Ⅱ相試験でも開始時間は問わないが，90分で投与したと聞いています．一方，大腸がんのFOLFIRI療法などでは，イリノテカン塩酸塩水和物はレボホリナートカルシウムの投与時間に合わせて120分で投与しており，FOLFIRINOX療法についても同様に対応しようか，5%ブドウ糖液でつないで90分で投与しようか検討しています．

がん有資格薬剤師

Re1 FOLFIRI療法と同様に投与しています．

ACCORD Ⅱ試験では90分投与となっていましたが，投与の際の混乱を防ぐために，当院では，FOLFIRI療法，FOLFOX療法レジメンと同様の形をとることにしました（イリノテカン塩酸塩水和物は5%ブドウ糖液250 mLで希釈し，流速125 mL/時，120分で投与しています）．

がん有資格薬剤師

Re2 イリノテカン塩酸塩水和物はレボホリナートカルシウムと同時に開始し，90分で投与しています．

当院ではイリノテカン塩酸塩水和物90分，レボホリナート

Q5. FOLFIRINOX療法のイリノテカン塩酸塩水和物投与時間について

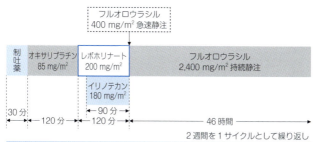

図1 FOLFIRINOX療法の投与法

カルシウム120分を同時に開始しています．よってイリノテカン塩酸塩水和物が30分前に終わります．ちなみに当院のFOLFIRI療法についても，イリノテカン塩酸塩水和物は90分で投与しています．以下にあげる理由から大腸がんのFOLFIRI療法と同じ動きに統一しています．

① イリノテカン塩酸塩水和物の30分前か後の違いで大きく治療成績が変わるとも考えにくい．
② 当院では大腸がんのFOLFIRI療法が昔から多く，大腸はこっち，膵がんはあっちと細かく分けるのは看護師のルート管理における医療安全的観点により好ましくない．

ちなみに，当院での調製時の輸液の取り違い，看護師の輸液セットの取り違いの防止対策として，イリノテカン塩酸塩水和物の輸液は大腸がんやその他のがんでもある程度，統一しています．

がん有資格薬剤師 関東

Re3 ACCORD Ⅱ試験のとおりの投与方法です．

当院では，レボホリナートカルシウム開始30分後から，イリノテカン塩酸塩水和物を90分で投与しています．理由としては，治験段階からそのように継続しているためと，イリノテ

カン塩酸塩水和物によるコリン様症状を予防する目的で投与するアトロピン硫酸塩水和物注の投与経路を確保するためです．

解 説

　FOLFIRINOX療法とは，オキサリプラチン，イリノテカン塩酸塩水和物，5-FU®（フルオロウラシル），レボホリナートカルシウムを併用した，転移性膵がんに対するレジメンです．海外で実施された臨床試験（ACCORD II試験[1]）および国内臨床試験において図1の投与方法で実施されています．つまり，イリノテカン塩酸塩水和物の投与がレボホリナートカルシウム投与の30分後から90分かけて投与する方法です．

　このイリノテカン塩酸塩水和物の投与方法については，*Re1, 2, 3*にあるように医療安全的観点や他のレジメンとの関係から，各施設で異なる場合があります．

　FOLFIRINOX療法は，従来膵がんに標準的に使用されていたジェムザール®（ゲムシタビン塩酸塩）単剤療法と比較し，全生存期間や無増悪生存期間を有意に延長したことから，わが国においても2013年12月に治癒切除不能な膵がんに対しての使用が承認されています．ただし，骨髄抑制や下痢などの重篤な有害事象が多く発生することが知られており，その副作用管理が重要となります．

Column

◆ イリノテカン塩酸塩水和物の下痢と遺伝子多型の関連

　イリノテカン塩酸塩水和物には下痢の副作用が知られており，イリノテカン塩酸塩水和物投与中あるいは投与直後に発生する早発型の下痢と，投与後24時間以降に発生する遅発型の下痢があります．早発型の下痢は，イリノテカン塩酸塩水和物

（次頁へ続く）

のコリン作動性による症状と考えられ，抗コリン薬が有効と考えられています．一方，遅発型の下痢はイリノテカン塩酸塩水和物の活性代謝物 SN-38 による腸管粘膜の傷害が原因と考えられており，ロペラミド塩酸塩の投与が有効と考えられています．この SN-38 の代謝酵素である UDP-グルクロン酸転移酵素 1A1 (*UGT1A1*) には，遺伝子多型が存在することが知られており，このうち *UGT1A1*6*，*UGT1A1*28* について，いずれかをホモ接合体 (*UGT1A1*6/*6*，*UGT1A1*28/*28*) またはいずれもヘテロ接合体 (*UGT1A1*6/*28*) としてもつ患者では，*UGT1A1* のグルクロン酸抱合能が低下し，SN-38 の代謝が遅延することにより，重篤な副作用（特に好中球数減少）発現の可能性が高くなることが報告されています[2]．このため，イリノテカン塩酸塩水和物投与前にこれらの遺伝子多型のチェックが実臨床で行われるようになっています．

引用文献

1) Conroy T et al：FOLFIRINOX versus Gemcitabine for Metastatic Pancreatic Cancer. N Engl J Med **364**：1817-1825, 2011
2) Ando Y et al：Polymorphisms of UDP-glucuronosyltransferase gene and irinotecan toxicity；a pharmacogenetic analysis. Cancer Res **60**：6921-6926, 2000

I．抗がん薬の使い方

Q6 アキシチニブの服用順守率と生存期間の関連について

🔑 Key Word　インライタ®（アキシチニブ），アドヒアランス，生存期間

 アキシチニブの服薬アドヒアランスが生存期間へ及ぼす影響について教えてください．

インライタ®（アキシチニブ）1回5 mg，1日2回で服用中の患者は，医師から体調に合わせた内服を指示されているようで，かなり期間をあけて処方されます．1回で2週間分，おおむね3ヵ月ごとに処方されます．アキシチニブの副作用と考えられる高血圧には降圧薬が処方され，患者によると服用時は130/80 mmHgくらいで休薬中は収縮期110 mmHg台とのことです．下痢・便秘，鼻血が出た際にも休薬しているようで，このような調節方法でよいか心配しています．

Re1
アキシチニブの投与量の増量は奏効率の上昇に寄与すると報告されています．

転移性腎細胞がん（metastatatic renal cell carcinoma：mRCC）においてアキシチニブ群では，非増量群と比較して，無増悪生存期間（progression free survival：PFS）に良好な傾向が報告されています[1]．

アキシチニブはもともと血中濃度と治療効果が相関するといわれており，この試験も同様の傾向が認められる結果です．論文の中でもアドヒアランスが維持されることで血中濃度が保たれ，良好な治療効果につながる可能性が述べられています．しかしながら，アドヒアランスが直接治療効果に与える影響については報告を見つけることはできませんでした．添付文書にも

Q6. アキシチニブの服用順守率と生存期間の関連について

増量と減量の記載があり，一般的には忍容性を確認し，副作用が強いのであれば適切に減量しながらアドヒアランスを維持することがよいのではないかと考えます．

病院薬剤師　関東

Re2
減量や中止，再開のタイミングについて医師からどのような指示があったか確認してはいかがでしょうか．

タルセバ®（エルロチニブ塩酸塩）による副作用の発症頻度はアジアやわが国に多く，欧米の用法・用量では治療継続できないケースがみられます．その場合には副作用マネジメントを行い，減量しながら内服を継続することを念頭にした用量調節が多いように思います．アキシチニブでは拡張期血圧が90 mmHg以上などの副作用が治療効果と相関するとの報告[2]もあり，副作用がみられる用量であれば，効果判定を実施しながら投与を継続していくこともあります．

懸念されているのは，その日の体調によって飲んだり飲まなかったりといったアドヒアランス不良でしょう．今回のケースでは，患者が主治医から休薬や減量の方法についてどのように指導説明を受けているかがポイントだと思います．効果を維持するためには過度に減量しないようにすること，副作用対策としては，まずは支持療法によるコントロール，重篤化する傾向であったり，コントロール困難であったりすれば減量を考慮することが原則ですので，「副作用が大変な場合には医師と相談して減量しながら続けている方もいらっしゃいますが……」との前置きで，減量や中止のタイミング，再開のタイミングについて医師から指示があったか聞いてみてはどうでしょうか？半減期が5時間前後という点や作用機序を考えると，副作用による減量の場合は5 mg錠のオン・オフで調節するよりは1回量を減らししつつも1日2回を継続して内服するほうが望ましいのではないでしょうか．血圧や出血，皮膚障害などアキシチ

ニブによる副作用と考えられる症状が出現した際の休薬のタイミングやステップを踏んだ減量を患者が理解しており，治療効果判定のための検査が定期的に実施されていて患者がそれを理解し，了承していることを確認する必要があります．

解 説

治療歴がない転移性腎細胞がん（mRCC）患者に対し，アキシチニブの増量を行った患者は，増量を行わなかった患者と比べて奏効率が有意に改善することが，海外の第Ⅱ相試験[1]から示されました．具体的には，アキシチニブ1回5 mg，1日2回の投与に加え，アキシチニブの増量を行う群（A群），またはプラセボによる増量を行う群（B群）の奏効率は，A群54％，B群34％となり，A群で有意に上昇したと報告されてい

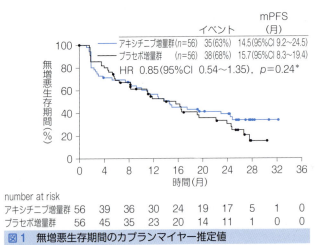

図1 無増悪生存期間のカプランマイヤー推定値

mPFS：median progression-free survival. *p value is from a one-sided log-rank test stratified by ECOG performance status taken from randomisation system.
(Rini BI et al：Lancet Oncol **14**：1233, 2013 より)

ます．PFS のハザード比では，A 群は B 群と比べて良好な傾向が示されました(HR 0.85, 95% CI 0.54～1.35, $p=0.24$)(図1).
また，有害事象（全 Grade）で多く観察されたのは，高血圧，下痢，疲労感などであり，忍容性も良好であったと報告されています．したがって，個々の患者の忍容性に基づいた投与量調整は，曝露量を最適にし，有効性を改善する可能性があります．

アキシチニブは血中濃度と治療効果が相関すること[1]や拡張期血圧，血中可溶性 VEGFR-2 濃度が有効性に関連したバイオマーカーになる可能性が報告[2]されていますが，今のところ継続服用におけるデータしかなく，アドヒアランスの効果への影響については明らかではありません．

引用文献

1) Rini BI et al：Axitinib with or without dose titration for first-line metastatic renal-cell carcinoma；a randomised double-blind phase 2 trial. Lancet Oncol **14**：1233-1242, 2013
2) Tomita Y et al：Key predictive factors of axitinib (AG-013736)-induced proteinuria and efficacy；a phase Ⅱ study in Japanese patients with cytokine-refractory metastatic renal cell Carcinoma. Eur J Cancer **47**：2592-2602, 2011

第Ⅱ章
副作用とその対策

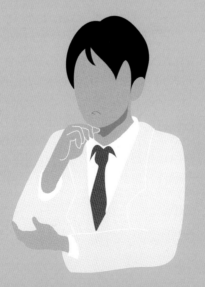

Ⅱ. 副作用とその対策

Q7 『制吐薬適正使用ガイドライン』に掲載されていない抗がん薬の前投薬について①[*]

Key Word ザーコリ®（クリゾチニブ），制吐薬，NCCN ガイドライン

> **クリゾチニブに対する制吐薬は，どのように選択していますか？**
>
> 　当院にて1例目のザーコリ®（クリゾチニブ）内服が開始となりました．予想以上に悪心が強く，プリンペラン®（メトクロプラミド）錠・注，ナウゼリン®（ドンペリドン）錠・坐剤ではまったく効果がありませんでした．先日，主治医と相談し，ゾフラン®（オンダンセトロン塩酸塩水和物）錠を開始したところです．オンダンセトロン塩酸塩水和物の添付文書の用法の欄に継続内服の規制がないためですが，クリゾチニブに対し，施設で使用している制吐薬などがあれば教えてください．

病院薬剤師　中部

Re1
ドンペリドン錠，プロクロルペラジンメシル酸塩錠，アルプラゾラム錠が有効でした．

　当院の患者の場合，予防的な制吐薬投与は行っていませんでしたが，服用開始すぐに悪心・嘔吐が出現したため，デキサート®（デキサメタゾンリン酸エステルナトリウム）注を投与しました．その後，ドンペリドン錠頓服やドンペリドン錠・ノバミン®（プロクロルペラジンメシル酸塩）錠の定期服用を行いましたがコントロールできずクリゾチニブの休薬を余儀なくされています．減量して再開した際，ドンペリドン錠とプロクロ

---

[*] 本質問は，2012年にメーリングリストに投稿された内容です．後述の解説に記載したとおり，2016年6月現在，クリゾチニブは高度から中等度の催吐リスクに分類されており，5-HT$_3$受容体拮抗薬の予防的投与が推奨されています．

ルペラジンメシル酸塩錠，さらにソラナックス®（アルプラゾラム）錠の定期服用を併用したところ症状が出現せず，外来治療が可能になっています．ドンペリドン錠とプロクロルペラジンメシル酸塩錠のアドヒアランス維持，およびアルプラゾラム錠が有効と考えています．

Re2
グラニセトロン塩酸塩錠，メトクロプラミド錠の定期内服が有効でした．

病院薬剤師

当院でも初回内服後，強い悪心・唾液様嘔吐があり，制吐薬を検討しました．クリゾチニブは臨床試験の結果から中等度の催吐リスクに該当するのではないかとのことでしたので，

- カイトリル®（グラニセトロン塩酸塩）1 mg，1日1回1錠，朝食後
- プリンペラン®（メトクロプラミド）5 mg，1回1錠，1日3回，毎食前

で定時内服を開始しました．結果，十分にコントロールされたので，Day 6からはグラニセトロン塩酸塩錠を頓服，メトクロプラミド錠の定時内服は継続となりました．その後，悪心も改善し，Day 18頃にはメトクロプラミド錠は頓服になりました．

現在もメトクロプラミド錠頓服は1日1回以下で継続中です．その他，製薬企業によると，食直後の内服が，消化器症状の改善につながる可能性があるとのことでした（当院の患者も食後10分以内に内服していました）．また時間経過とともに，改善する場合もあるようです．

Re3
ほとんどがドンペリドン錠などで対応可能でした．

がん有資格薬剤師

クリゾチニブの海外第Ⅰ相および国際共同第Ⅱ相試験の結果では，悪心は53.3%，嘔吐は39.6%とありますが，ほとんどが

Grade 1, 2 でした．実際の症例をみますと，ほとんど消化器毒性のない患者が5割程度で，その他は投与初期に悪心・嘔吐があるものの，ドンペリドン錠などで対応しています（内服開始後すぐに嘔吐した患者も，その後改善しました）．

食欲不振が継続している患者でも Grade 1 程度であり，ドンペリドン錠定期内服で対処しています．実際に 5-HT$_3$ 受容体拮抗薬やステロイドまで使用した経験はありません．

クリゾチニブ1回 250 mg，1日2回投与で食欲不振が強い患者でも，いったん休薬すると食欲不振が改善され，減量再開（1回 200 mg，1日2回）すると再度食欲不振が生じるなど，再現性があるように感じます．

解 説

クリゾチニブは未分化リンパ腫キナーゼ（*ALK*）融合遺伝子陽性非小細胞肺がんに対して用いられるチロシンキナーゼ阻害薬です．*ALK* 融合遺伝子陽性肺がんにおいて，従来の細胞障害性抗がん薬とクリゾチニブを比較する第Ⅲ相試験でその有効性が証明されています[1,2]．しかしながら，これらのクリゾチニブの臨床試験において，消化器毒性である悪心・嘔吐の頻度が高いことが報告されています．いずれの試験でも悪心が 50% 以上，嘔吐も 40% 以上に認められており，日本人のサブグループではより高い頻度であることも報告されています．米国総合がんネットワーク（National Comprehensive Cancer Network：NCCN）の制吐に関するガイドライン（Ver.2 2016）でもクリゾチニブは催吐リスクが高度から中等度に分類されており，5-HT$_3$ 受容体拮抗薬の予防的投与が推奨されています（表1）．

Q7. 『制吐薬適正使用ガイドライン』に掲載されていない抗がん薬の前投薬について①

Column

☛ NCCN 制吐ガイドライン

NCCN の制吐に関するガイドライン（Ver.2 2016）では，経口抗がん薬について，表1 に示すような催吐リスク分類がされています．高度から中等度リスクの抗がん薬に対しては，5-HT$_3$ 受容体拮抗薬の予防投与が，軽度から最小度リスクの抗がん薬に対しては，必要に応じてメトクロプラミドやプロクロルペラジンメシル酸塩，ハロペリドール，5-HT$_3$ 受容体拮抗薬の追加が推奨されています．

表1 NCCN の制吐に関するガイドライン（Ver.2 2016）（経口抗がん薬）

催吐レベル	薬剤
高度から中等度	● クリゾチニブ ● シクロホスファミド（≧100 mg/m^2/日） ● エトポシド ● セリチニブ ● レンバチニブ ● プロカルバジン ● テモゾロミド（≧75 mg/m^2/日）　ほか
軽度から最小度	● アファチニブ ● アキシチニブ ● エベロリムス ● カペシタビン ● シクロホスファミド（＜100 mg/m^2/日） ● アレクチニブ ● エルロチニブ ● ゲフィチニブ ● イマチニブ ● ラパチニブ ● レナリドミド ● パゾパニブ ● レゴラフェニブ ● ソラフェニブ ● スニチニブ ● サリドマイド　ほか

［National Comprehensive Cancer Network（NCCN）の制吐に関するガイドライン（Ver.2 2016）より］

引用文献

1) Solomon BJ et al：First-Line Crizotinib versus Chemotherapy in ALK-Positive Lung Cancer. N Engl J Med **371**：2167-2177, 2014
2) Shaw AT et al：Crizotinib versus Chemotherapy in Advanced ALK-Positive Lung Cancer. N Engl J Med **368**：2385-2394, 2013

Ⅱ. 副作用とその対策

Q8 『制吐薬適正使用ガイドライン』に掲載されていない抗がん薬の前投薬について②

Key Word ドキシル®（ドキソルビシン塩酸塩），制吐薬，NCCN ガイドライン，ESMO ガイドライン，制吐薬適正使用ガイドライン

 ドキシル®投与の際，制吐薬はどのように投与していますか？

　ドキシル®（ドキソルビシン塩酸塩）はリポソーム製剤のため，生理食塩液との混合は不可です．ドキシル®は NCCN，ESMO の制吐ガイドラインで軽度に分類されていること，国内第Ⅱ相試験の結果で 23％に Grade 1 の嘔吐が報告されていることから，当院では生理食塩液＋デカドロン®（デキサメタゾン）のあとに 5％ブドウ糖液を流し，そのあとにドキシル®を投与するという順序で行っています．5％ブドウ糖にデキサメタゾンを希釈し，そのあと直接ドキシル®を投与している施設はありますか？

病院薬剤師　関東

Re1 デキサメタゾンは投与していません．

　前投薬にデキサメタゾン注は登録していません．ラインキープとしての 5％ブドウ糖液→ドキシル®→フラッシュという流れになっています．当院のレジメン審査時に，制吐薬としての前処置は不要であろうということ，またアレルギー予防目的からのデキサメタゾンも登録に値する根拠が乏しい，といった意見からこのような投与方法に至っています．結果的に配合変化の問題もなくなっています．

Q8. 『制吐薬適正使用ガイドライン』に掲載されていない抗がん薬の前投薬について②

がん有資格薬剤師 関東

Re2
デキサメタゾン，H_1/H_2 受容体拮抗薬を前投与しています．

当院では以下の流れで投与しています．

① デカドロン®（デキサメタゾン）6.6 mg＋ザンタック®（ラニチジン塩酸塩）100 mg＋生理食塩液 50 mL（15分）
② クロール・トリメトン®（*dl*-クロルフェニラミンマレイン酸塩）10 mg＋生理食塩液 50 mL（15分）
③ ドキシル®（ドキソルビシン塩酸塩）＋5％ブドウ糖液 250 mL（100分）
④ 生理食塩液 50 mL

前投薬は制吐目的ではなく，アレルギー予防として臨床試験の文献に準じて登録しました．現段階では外観変化なく投与できているようです．

解 説

ドキシル®はリポソーム製剤（MPEG-DSPE で修飾された脂質二重層）にドキソルビシンを封入した drug delivery system（DDS）製剤（図1）で，MPEG の有する親水性により，細網内皮系に異物として認識されにくい特徴をもち，血中循環時間の延長，腫瘍組織への選択的な滲出により抗腫瘍効果を発揮し

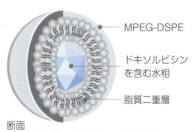

図1 MPEG-DSPE 修飾リポソームの模式図

（ドキシル®注20 mg インタビューフォームより）

ます.「がん化学療法後に増悪した卵巣がん」のほか,「エイズ関連カポジ肉腫」の適応も有しています.

『制吐薬適正使用ガイドライン』(第2版)[1] では,ドキソルビシン塩酸塩は中等度催吐性リスクであるのに対し,ドキシル®は軽度催吐性リスクに分類されており,デキサメタゾンによる制吐療法が推奨されています.一方,ドキシル®の代表的な副作用である手足症候群(hand-foot syndrome:HFS)の予防にステロイド系抗炎症薬(デキサメタゾン)の有効性を示す報告もあり[2],ドキシル®使用にあたっては制吐,HFS予防の両方の観点からデキサメタゾンの使用が考慮されます.

Column

☛ 手足症候群(HFS)になりやすい抗がん薬

HFSの副作用を有する抗がん薬には,カペシタビンなどのフッ化ピリミジン系薬剤と,ソラフェニブトシル酸塩やスニチニブリンゴ酸塩などのキナーゼ阻害薬があげられます[3].一般にフッ化ピリミジン系薬剤によるHFSは,早期にしびれ,感覚異常が認められ,その後びまん性の発赤,紅斑を生じ,進行に従い皮膚表面に光沢が生じて指紋が消失する傾向がみられると,疼痛を生じるようになります.一方,キナーゼ阻害薬によるHFSは限局性の紅斑で始まることが多く,通常疼痛を伴います.いずれの薬剤においても,①紅斑・腫脹,②色素沈着・色素斑,③過角化(角質増生)・落屑・亀裂,④水疱・びらん・潰瘍の症状が単独または混在してみられることが多く,ドキシル®についても同様にこれらの症状が報告されています(国内第Ⅱ相試験では78.4%).

HFSの治療法や予防法は十分に確立されているとはいえず,手足への物理的な刺激を控える,保湿剤の使用,HFSが発現した場合の確実な休薬などにより対応しているのが現状です.

(次頁へ続く)

Q8. 『制吐薬適正使用ガイドライン』に掲載されていない抗がん薬の前投薬について②

☛ 悪心・嘔吐の各種ガイドライン

悪心・嘔吐はがん化学療法時において最も高頻度に発現する副作用であり,治療継続のためには十分な制吐対策が必要となります.わが国に先駆けて,海外では数々のガイドラインが報告されており,米国臨床腫瘍学会(American Society of Clinical Oncology:ASCO),国際がんサポートケア学会(Multinational Association of Supportive Care in Cancer:MASCC),ならびに米国総合がんネットワーク(NCCN)において制吐対策ガイドラインを策定・発表しています.わが国においても,2010年5月,日本癌治療学会から『制吐薬適正使用ガイドライン』が発刊され,2015年10月には第2版が発刊されました.特にNCCNガイドラインは頻回に更新されており,最新の情報が反映されています.それぞれインターネットでも閲覧可能となっているので参考にしてみるとよいでしょう.注射用抗がん薬のみならず,経口抗がん薬や放射線治療による悪心・嘔吐などの対策も掲載されています.ただ,海外のガイドラインでは,国内で承認された用法・用量と異なる場合があるので,注意が必要です.

引用文献

1) 日本癌治療学会(編):制吐薬適正使用ガイドライン,第2版,金原出版,東京,2015
2) Drake RD et al:Oral dexamethasone attenuates Doxil-induced palmar-plantar erythrodysesthesias in patients with recurrent gynecologic malignancies. Gynecol Oncol 94:320-324, 2004
3) 厚生労働省:重篤副作用疾患別マニュアル 手足症候群,平成22年3月
(http://www.info.pmda.go.jp/juutoku/file/jfm1003014.pdf)

II. 副作用とその対策

Q9 パロノセトロン塩酸塩について[*]

Key Word アロキシ®（パロノセトロン塩酸塩），イメンド®（アプレピタント），遅発性嘔吐，制吐薬適正使用ガイドライン

遅発性の嘔吐に対するパロノセトロン塩酸塩とアプレピタントの併用の有用性に関するデータはありますか？

アロキシ®（パロノセトロン塩酸塩）とイメンド®（アプレピタント）は，ともに遅発性の嘔吐に対して有効な薬剤と認識していますが，どちらがよい，もしくは併用するほうがよいといったデータはありますか？ 高度催吐性リスクのレジメンにのみ標準とするのが前提ですが，パロノセトロン塩酸塩については，①$5-HT_3$受容体拮抗薬の一種としてアプレピタントと併用する，②アプレピタントと同等と考えどちらかのみを標準とし必要時に併用する，のいずれの扱いとしようか検討中です．

がん有資格薬剤師

Re1
悪心・嘔吐の遷延した例にはパロノセトロン塩酸塩とアプレピタントを併用します．

当院ではパロノセトロン塩酸塩の方向性について検討する前に，院内における高用量シスプラチンを含むレジメン（主に肺がん）を対象に，カイトリル®（グラニセトロン塩酸塩）＋デカドロン®（デキサメタゾン）＋アプレピタントによる悪心・嘔吐抑制効果を評価してみました．後ろ向き調査でしたが，Day 1〜5で嘔吐した患者は非常に少ないという結果でした．アプレピタントは非常に効果が高いことを改めて感じ，アプレピタン

---

[*] 本質問は，2010年にメーリングリストに投稿された内容です．後述の解説に記載したとおり，2016年7月現在，高度催吐性リスクのレジメンに対し，パロノセトロン塩酸塩とアプレピタントは一般的に用いられています．

トを含めた3剤併用でも十分ではないかと考える部分もあります．しかしながら，Day 4 以降に悪心の Grade が増強する患者が多く認められ，アプレピタントとの併用により，"Day 3 までは調子がよいけれど，Day 4 以降悪化する""吐かないけど気持ち悪い"という患者がより増えたように思います．高度催吐リスクのレジメンでは3剤併用が世界的にも標準の制吐療法となっています．しかし，現時点でパロノセトロン塩酸塩を積極的に初回治療から導入するエビデンスに乏しいとの判断から，おそらく悪心・嘔吐の遷延した患者には次コースからグラニセトロン塩酸塩に変えてパロノセトロン塩酸塩を導入する，というのが現時点では最も現実的な使用方法かと思います．

解 説

この質問者は，パロノセトロン塩酸塩とアプレピタントとの併用に関しては，単アームの試験や，小規模の試験などがあるものの[1]，併用を推奨するエビデンスが十分とは言いがたい状況と考えています．また，欧米のガイドライン（NCCN，ASCO，MASCC）では，パロノセトロン塩酸塩は 5-HT$_3$ 受容体拮抗薬の一つとして扱われているため，アプレピタントとの併用が推奨されているようにみえる一方，薬価が非常に高価な薬剤であることも併せて考えると悩ましい限りである，として投稿しています．

本質問は 2010 年前半にされており，日本癌治療学会による『制吐薬適正使用ガイドライン』（初版）が出版される直前のやりとりと思われます．当時は，ともに遅発性嘔吐に効果を示すパロノセトロン塩酸塩，アプレピタントの使い分けについて，多くの施設が悩んでいたことが伺えます．その後，『制吐薬適正使用ガイドライン』（初版）が発表され，高度催吐性リスクのレジメン，あるいは中等度催吐性リスクの一部については，

表1 TRIPLE試験における嘔吐完全抑制率

	PALO群 ($n=414$)	GRA群 ($n=413$)	オッズ比 (95%CI)	p値
全体 (0〜120時間) (%)	272 (65.7)	244 (59.1)	1.35 (0.99〜1.82)	0.0539
急性 (0〜24時間) (%)	380 (91.8)	379 (91.8)	1.00 (0.58〜1.71)	1
遅発性 (24〜120時間) (%)	278 (67.2)	244 (59.1)	1.45 (1.07〜1.96)	0.0142

デキサメタゾンに加え,アプレピタントと5-HT$_3$受容体拮抗薬の併用が推奨されました[2].すると,デキサメタゾンとアプレピタント併用時における第一世代(グラニセトロン塩酸塩など)と第二世代(パロノセトロン塩酸塩など)の5-HT$_3$受容体拮抗薬の使い分けが問題となりました.この問いに対する答えを求めて行われたのが,薬剤師主導による多施設共同ランダム化比較試験であるTRIPLE試験です[3].高度催吐性リスクの抗がん薬投与に対するパロノセトロン塩酸塩+デキサメタゾン+アプレピタント併用群(PALO群)と,グラニセトロン塩酸塩+デキサメタゾン+アプレピタント併用群(GRA群)の制吐効果を比較し,PALO群が遅発期において有意に悪心・嘔吐を抑制することが示されました(表1).この結果から,少なくとも高度催吐リスクのレジメン(特に高用量シスプラチンを含むレジメン)では,デキサメタゾンに加え,アプレピタントとパロノセトロン塩酸塩の3剤を併用することが多くなったでしょう.『制吐薬適正使用ガイドライン』(第2版)では,中等度催吐リスクレジメンの中でも,比較的催吐リスクの高いと考えられる抗がん薬を含むレジメンについては,オプションとして3剤併用が推奨されています.これらの制吐薬をどのように用いるかについては,いまだ明確なエビデンスは得られていません.

引用文献

1) Herrington JD et al：Randomized, placebo-controlled, pilot study evaluating aprepitant single dose plus palonosetron and dexamethasone for the prevention of acute and delayed chemotherapy-induced nausea and vomiting. Cancer **112**：2080-2087, 2008
2) 日本癌治療学会(編) 制吐薬適正使用ガイドライン，第2版，金原出版，東京，2015
3) Suzuki K et al：Randomized, double-blind, phase Ⅲ trial of palonosetron versus granisetron in the triplet regimen for preventing chemotherapy-induced nausea and vomiting after highly emetogenic chemotherapy；TRIPLE study. Ann Oncol, 2016 Jun 29［Epub ahead of print］

Ⅱ. 副作用とその対策

Q10 ステロイド含有レジメン投与時のアプレピタント併用について（抗腫瘍効果を期待する場合のステロイド減量について）

Key Word 血液腫瘍，イメンド®（アプレピタント），制吐薬適正使用ガイドライン

 血液腫瘍のレジメンでデキサメタゾンとアプレピタントを併用する場合，デキサメタゾンは減量すべきですか？

　GDP療法［ジェムザール®（ゲムシタビン塩酸塩）+デカドロン®（デキサメタゾン）+シスプラチン］のレジメン審査をしています．このレジメンではデキサメタゾン40 mg/日をDay 1〜4に投与します．制吐目的であれば，イメンド®（アプレピタント）併用時は相互作用を考慮し，デキサメタゾンを1/2量にしていますが，抗腫瘍活性を期待して投与している場合は，どのように考えたらよいでしょうか？

がん有資格薬剤師

Re1
抗腫瘍効果を意図して投与するステロイドは減量していません．

　血液腫瘍のレジメンでアプレピタントの使用頻度は比較的高いほうではないかと思いますが，薬物相互作用などについては慎重に検討しております．確かにご指摘のとおり，アプレピタントはCYP3A4を軽度に阻害しますし，CYP2C9を誘導しますので相互作用が懸念されますが，抗腫瘍効果を意図して投与するステロイドは減量していません．ただ血液内科医は，アプレピタント併用の有無にかかわらず，やはり感染症などの副作用に十分注意しているように思います．後ろ向きですが，表1のような報告があります．

Q10. ステロイド含有レジメン投与時のアプレピタント併用について

表1 アプレピタント併用時における有害事象などの評価

1. 同種造血幹細胞移植（移植後に免疫抑制薬を使用）の前処置としての大量化学療法でアプレピタントを導入したところ，有害事象，免疫抑制薬の血中濃度，移植成績に目立った影響はなかった[1]
2. 自家末梢血幹細胞移植（移植後に免疫抑制薬を使用しない）の前処置としての大量化学療法においても，有害事象に差はなかった[2]
3. 通常量の抗がん薬を連日投与するレジメンにおいても，有害事象に差はなかった[3]

がん有資格薬剤師 中部

Re2
デキサメタゾンは減量していません．

GDP 療法ですが，アプレピタントを使用しています．デキサメタゾンは減量せずに使用しています．

解 説

Re1 にもあるように，アプレピタントは用量依存的な軽度から中等度の CYP3A4 阻害活性を示します．そのため経口アプレピタント，および静注ホスアプレピタントと併用した場合，各添付文書にもあるように CYP3A4 によって代謝されるデキサメタゾンの AUC が約2倍に上昇したと報告されています．したがって，制吐薬としてデキサメタゾンとアプレピタントを併用する場合，デキサメタゾンの投与量を約半分にすることが推奨されています[4]．ただし，その相互作用の程度にはばらつきもあるため，併用により血中濃度が2倍にならない場合は，半分に減量してしまうと本来期待される効果が十分に得られない可能性があります．特に抗腫瘍効果を期待する場合は，仮にデキサメタゾンの血中濃度が上昇して副作用が発現するとしても，その効果が十分に得られないことのほうが大きな問題となるため，アプレピタント併用時でも減量しないことが推奨されています．

Column

● ステロイド含有レジメン

GDP 療法は,再発・難治性の悪性リンパ腫に用いられるレジメンで,表2のスケジュールで薬剤を投与します.

このように大量のデキサメタゾンを連日投与するため,その血中濃度がさらに上昇することに懸念を抱くのは薬剤師として当然かもしれません.しかし,『制吐薬適正使用ガイドライン』(第2版)においても「コルチコステロイドが抗がん薬として投与されるCHOP療法などでは減量してはならない」と記載されています[4]. CHOP療法(表3)でも,大量のプレドニゾロン(プレドニン® 5 mg錠を1日に20錠)を投与します.制吐薬としてアプレピタントを併用することもあり,調剤時には相互作用は大丈夫かと心配になるかもしれませんが,一般的には減量しません(糖尿病など,プレドニゾロンの副作用を懸念する場合は減量することもあります).

表2 GDP 療法のスケジュール

薬剤名	投与量	Day 1	2	3	4	5	6	7	8〜	22
ゲムシタビン	1,000 mg/m²	↓							↓	↓
デキサメタゾン	40 mg/body, 経口	↓	↓	↓	↓					↓
シスプラチン	75 mg/m²	↓								↓

1サイクル21日

表3 CHOP 療法のスケジュール

薬剤名	投与量	Day 1	2	3	4	5〜	22
シクロホスファミド	750 mg/m²	↓					↓
ドキソルビシン	50 mg/m²	↓					↓
ビンクリスチン	1.4 mg/m²	↓					↓
プレドニゾロン	100 mg/body, 経口	↓	↓	↓	↓	↓	↓

1サイクル21日

引用文献

1) Uchida M et al:Efficacy and safety of aprepitant in allogeneic hematopoietic stem cell transplantation. Pharmacotherapy **33**:893-901, 2013
2) Uchida M et al:Effectiveness and safety of antiemetic aprepitant in Japanese patients receiving high-dose chemotherapy prior to autologous hematopoietic stem cell transplantation. Biol Pharm Bull **36**:819-824, 2013
3) Uchida M et al:Antiemetic effectiveness and safety of aprepitant in patients with hematologic malignancy receiving multiday chemotherapy. Am J Health Syst Pharm **70**:343-349, 2013
4) 日本癌治療学会(編):制吐薬適正使用ガイドライン,第2版,金原出版,東京,2015

Ⅱ. 副作用とその対策

Q11 シスプラチン投与時の腎障害対策について

Key Word シスプラチン, 利尿薬, マグネシウム, ショートハイドレーション

シスプラチンの腎障害予防には，D-マンニトールとフロセミドのどちらを使用していますか？

　当院では，シスプラチン投与時に腎毒性予防としてマンニットール®（D-マンニトール）を使用しています．ところが血管痛の訴えが多く，医師よりラシックス®（フロセミド）への変更依頼がきます．ご存知のとおり，シスプラチンの腎障害予防に対する利尿薬に関するエビデンスは古く，かつ乏しいため，どちらの薬剤がよいという決定打はないように思います．皆さんの施設では，利尿薬やマグネシウム（Mg）投与はどのようなスケジュールで行っていますか？

がん有資格薬剤師　近畿

Re1 当院では併用しています．

　当院でのシスプラチンを含むレジメンの一例は図1のとおりになります．利尿薬については，フロセミドとD-マンニトールを併用しています．患者には水分摂取を促すような指導を併せて行っております．

病院薬剤師　関東

Re2 当院ではフロセミドを使用しています．

　当院では利尿薬はフロセミドを使用しています．シスプラチンを外来で施行することもありますが，本法でこれまでに腎機

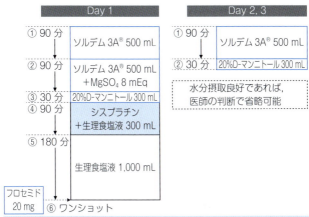

図1 Re1のシスプラチンを含むレジメン（シスプラチン≧50 mg/m² 以上の場合）

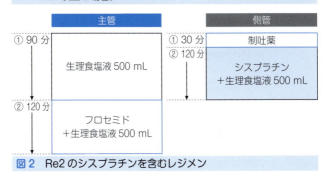

図2 Re2のシスプラチンを含むレジメン

能が著しく低下した症例は発生していません．また，聴力毒性の発生もありません（当院での施行件数自体が少ないので何ともいえませんが……）．

当院での方法は図2のとおりです．これとは別に，経口補水液などの飲水をお願いしています．輸液の量については，シスプラチンの添付文書に記載された量は現在のような優れた制吐薬がなかった時代のものと理解していますので，当院では補液量を大分絞っています．

解説

シスプラチンは肺がんや膀胱がんなどのさまざまながんに対して用いられる第一世代の白金錯体型抗がん薬です．高用量シスプラチン投与患者の 20% において，重篤な腎障害が生じます．シスプラチンの腎障害は，腎特異的に発現する有機カチオン輸送担体（organic cation transporter：OCT）2 による遊離型シスプラチンの尿再幹細胞への取り込み・蓄積，血管損傷，腫瘍壊死因子（tumor necrosis factor：TNF）α により腎組織障害，糸球体濾過量（glomerular filtration rate：GFR）の低下が起こり，急性腎障害が生じると考えられています（図3）．この腎機能障害は，補液を行うことで腎血流量を増加させ，利尿，排泄を促すことで予防できます．欧州臨床薬剤師協会（Eu-

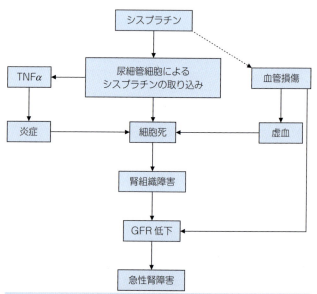

図3 シスプラチン投与による腎障害発生機序
（Pabla N et al：Kidney Int **73**：994, 2008 より）

ropean Society of Clinical Pharmacy：ESCP）では，入院患者ではシスプラチン投与12時間前に生理食塩液を100 mL/時で開始し，投与後24時間まで継続し，尿量が100 mL/時となるように維持することが推奨されています[1]．また，わが国の添付文書ではシスプラチンの投与前後にそれぞれ1,000〜2,000 mLの適当な輸液を4時間以上かけて投与するように記載されています．尿量確保に関しては，必要に応じてD-マンニトールおよびフロセミドなどの利尿薬を投与することが記載されています．シスプラチンによる腎障害に対する利尿薬の効果についてはフロセミドのほうが有効であるという報告[2]やD-マンニトールとフロセミドの効果は同等であるとの報告[3]があります．これらの結果は，報告によって異なり，2剤の優劣については明確な結論は得られていませんが，利尿薬の利用によるシスプラチンの腎障害への効果は認められています．

質問内にはMgの投与についても記載があります．シスプラチン投与患者の40〜90％において低マグネシウム血症が出現します．この低マグネシウム血症予防のためにシスプラチン投与時にMgを補充により行うことで，近位尿細管障害を軽減できるとの報告があります[3]．また，Mgの補充は血清Mg値が低下してからではなく，シスプラチン投与時に静注で投与することが効果的であると報告されています[3]．

シスプラチン投与時の利尿薬およびMgの投与に対する効果は示されているものの，その投与タイミングについてはさまざまであるのが現状のようです．

Column

☞ シスプラチン投与におけるショートハイドレーション

わが国のシスプラチンの添付文書に準じた水分負荷は，シスプラチンによる腎毒性軽減を目的に2.5 L以上を10時間以上

（次頁へ続く）

かけて行われるため，入院加療が一般的でした．患者のQOLを考慮すると簡便な外来で，安全にシスプラチンを投与できることが望まれていました．このような背景もあり，最近では海外やわが国から少量の水分負荷（ショートハイドレーション）でシスプラチン投与時の腎機能管理が可能であることが報告されています．また，制吐薬の開発によりシスプラチンの遅発性悪心・嘔吐も改善されていることもあり，徐々にシスプラチン投与が外来で行われてきています．2015年8月には日本肺癌学会より「シスプラチン投与におけるショートハイドレーション法の手引き」が公開されておりますので，一読をおすすめします．

引用文献

1) Launay-Vacher V et al：Prevention of cisplatin nephrotoxicity；state of the art and recommendations from the European Society of Clinical Pharmacy Special Interest Group on Cancer Care. Cancer Chemother Pharmacol **61**：903-909, 2008
2) Santoso JT et al：Saline, mannitol, and furosemide hydration in acute cisplatin nephrotoxicity；a randomized trial. Cancer Chemother Pharmaol **53**：13-18, 2003
3) Ostrow S et al：High-dose cisplatin therapy using mannitol versus furosemide diuresis；comparative pharmacokinetics and toxicity. Cancer Treat Rep **65**：73-78, 1981
4) Pabla N et al：Cisplatin nephrotoxicity；mechanisms and renoprotective strategies. Kidney Int **73**：994-1007, 2008

Q12 分子標的治療薬による皮膚障害対策について

Key Word スチバーガ®（レゴラフェニブ水和物），皮膚障害，手足症候群（HFS），副作用，支持療法

> レゴラフェニブ水和物の副作用対策について教えてください．
>
> スチバーガ®（レゴラフェニブ水和物）による高血圧，手足症候群（HFS）などの副作用が想定していたよりも早期に発現し，その対応に悩んでいます．副作用対策について教えてください．特に，HFS 対策について，保湿剤の選択や，悪化したときのことも想定して，初回から保湿剤だけでなくステロイド軟膏なども処方しているかについても教えてください．

がん有資格薬剤師　関東

Re1
保湿を予防的に行い，HFS 発現時は症状に合わせた対症療法を行っています．

当院のみならず，いくつかの施設に相談しましたが，まずは保湿だけで始めて，症状が出てきたらそれぞれに対応するという回答が多かったです．参考までに当院の HFS 対策処方を紹介します．

---
① セレコックス®（セレコキシブ）200 mg，1回1錠，1日2回，朝夕食後
② ヒルドイド®（ヘパリン類似物質）0.3％ローション，1日数回塗布
③ 白色ワセリン＋ビタミン A 含有軟膏（20：80 で混合），1日数回塗布
④ ステロイド軟膏（very strong）炎症が起きたら使用開始

上記のセレコキシブの投与量は，ゼローダ®（カペシタビン）

の HFS に効果を示したという論文[1]で用いられている量を参考に設定しました．尿素入りの保湿剤は，重度の炎症により尿素がしみる可能性があるため選択しませんでした．保湿剤は，白色ワセリンのみではベタつきを嫌がって使わない患者がいるという看護師の意見を元に検討し，白色ワセリンとビタミンA含有軟膏の混合としました．

Re2
HFS 対策の保湿剤としてヘパリン類似物質を使用しています．

病院薬剤師

レゴラフェニブ水和物服用患者には，予防的にヒルドイド®（ヘパリン類似物質）クリームが処方されています．

解 説

レゴラフェニブ水和物による HFS の発現や重篤化を避けるためには，投与前から適切な予防処置をとることが重要です．症状と予防法を治療開始前にあらかじめ説明することで，発現したときに患者の不安が軽減されます．レゴラフェニブ水和物による HFS の原因は，皮膚角質化の異常とされており，すでに角質肥厚の起こっている部位には HFS が起こりやすいこと[2]が指摘されています．

まず，レゴラフェニブ水和物投与開始前～投与期間中は，毎日手足をよく観察し，刺激を避けることが大切です．また，こまめに保湿剤を塗り，皮膚の乾燥を防ぐ必要があります．

保湿剤は保湿効果の持続時間，基剤の低刺激性の観点から乳剤性軟膏（W/O 型乳剤）が推奨されます．製剤の種類は，尿素，ヘパリン類似物質，ジメチルイソプロピルアズレンを含有した保湿剤（ケラチナミン®，ヒルドイド®，アズノール®など）が推奨されます．

レゴラフェニブ水和物の国際共同第Ⅲ相臨床試験[3]ではHFSの予防および処置として，保湿クリーム塗布部分を覆うための靴下・手袋を使用する，適切なパッドが施された靴を履くなどの対策がとられました．

症状発現時の対症療法として，ネクサバール®（ソラフェニブトシル酸塩）に対する方法に準じ，疼痛が強い場合は消炎鎮痛薬（内服），4 mm程度までの小水疱は破疱せず保存的治療，紅斑に対してはステロイド外用療法が試みられています[4]．また，症状悪化時は休薬し，休薬してもGrade 2までしか軽快しない場合は，患者の状態をみて以下の方法を検討することが紹介されています[4]．

①ステロイド外用療法（very strong）を皮膚科医との連携で実施，適宜ステロイド全身療法（内服）も考慮
②大きな水疱，膿疱：内容を吸引
③びらんや亀裂：グリセリン系やワセリン系保湿剤を塗布（尿素系などは刺激があるので塗布しない）

Column

☞ CTCAEを用いた副作用Grade評価

CTCAEとは，Common Terminology Criteria for Adverse Eventsの略であり，日本語では「共通有害事象用語規準」と訳されます．米国国立がん研究所（National Cancer Institute：NCI）から発表されており，日本語訳は日本臨床腫瘍研究グループ（Japan Clinical Oncology Group：JCOG）が作成しています．

CTCAEは，抗がん薬の臨床試験において有害事象を評価するための世界共通の尺度であり，すべてのがん領域での有害事象の記録や報告を標準化するために開発されました．このため，有害事象の発生に関する責任，過失の有無，因果関係の評価や，実地臨床が適切かどうかの監視，異なった有害事象の重症度の比較は目的ではありません．ただし，実地臨床で行うがん薬物

（次頁へ続く）

療法は基本的に臨床試験に基づいていること,がん薬物療法にさまざまな職種が関わるにあたって共通の評価基準が必要であることなどの理由から,副作用モニタリングの指標としてチーム内で共有し,抗がん薬の減量・休薬や,支持療法の必要性を検討するための評価ツールとしても活用されているのが現状です.

最新のCTCAEは2009年に作成・公開されたv4.0であり,有害事象数は790あります.評価にはGradeが用いられ,「0:正常」から「5:死亡」までの6段階で分類されますが,有害事象によってはGrade 2〜4までしかないものもあります.評価にあたっては,因果関係を問わない,複数のGradeに該当する場合は総合的に判断して最も近いGradeに分類する(nearest matchの法則),有害事象の治療において実際に行ったかどうか(what was actually done)ではなく何がなされるべきであったか(what should be done)で判断する,などといった一般的注意をよく理解して用いる必要があります.JCOGのウェブサイト[5]をぜひご一読ください.

引用文献

1) Zhang RX et al:Celecoxib can prevent capecitabine-related hand-foot syndrome in stage Ⅱ and Ⅲ colorectal cancer patients: result of a single-center, prospective randomized phase Ⅲ trial. Ann Oncol **23**:1348-1353, 2012
2) バイエル薬品:スチバーガ®錠 手足症候群対策ポケットガイド(http://www.stivarga.jp/static/pdf/h-pocket.pdf)
3) Grothey A et al:Regorafenib monotherapy for previously treated metastatic colorectal cancer (CORRECT); an international, multicentre, randomised, placebo-controlled, phase 3 trial. Lancet **381**:303-312, 2013
4) 山﨑直也ほか:ソラフェニブによる手足症候群—予防法と対処法.皮膚病診療 **32**:836-840,2010
5) JCOG:Common Terminology Criteria for Adverse Events (CTCAE) version 4.0 (http://www.jcog.jp/doctor/tool/ctcaev4.html),「CTCAE v3.0日本語訳 JCOG/JSCO版」解説と指針 v1.0(http://www.jcog.jp/doctor/tool/CTCAEv3J_guideline_041027_2.pdf)

Q13 皮膚障害予防のための外用剤の指導について

Key Word 皮膚障害, 外用剤, アドヒアランス, 抗がん薬

> 抗がん薬による皮膚障害対策の外用剤の指導方法について教えてください. （代理投稿：解説参照）
>
> 保湿剤や外用ステロイドのアドヒアランスについて，どのように確認していますか？ 当薬局では，使用量（どのくらいの期間で1本使いきるかなど）や塗るタイミング，塗る前に清拭するか，などを確認しています.
> それ以外に確認・指導していることがあれば教えてください.

薬局薬剤師

Re1
皮膚障害対策を継続できるよう，簡単な方法を伝えています．

　皮膚障害に対する外用剤の指導についてですが，塗布が継続できるかできないかは男女間で異なり，女性のほうがきちんと継続されている場合が多いと感じています．できるだけ継続してもらうには，患者が簡単にできることを伝えるのが大切と思い，以下のようにイメージが残るような伝え方を心がけています．

- テレビCMの間に，足の裏と手に保湿剤をしっかり塗りましょう．
- 脱衣所に保湿剤を置き，お風呂上がりはまず手に取りましょう．

- 車の中に1本保湿剤を置いておきましょう．

　また刺激の少ないシャンプーやボディソープの見本なども渡しています．苦慮するのは背中に皮疹がある独居患者です．軟膏を塗布するための器具もありますが，なかなかうまく塗れないようです．当薬局では料理用の木べらを使って塗布するよう伝えています．背中全面であれば2〜3 cmを木べらの先に伸ばして肩の上から，あるいは肩の下から手を回して塗り拡げるだけで，むずかしいコツなどはありません．腕がうまく上がらない方には塗れない場所があるかもしれません．木べらが硬いと感じる方は製菓道具のゴムベラをすすめたこともあります．

解　説

　今のところ，アドヒアランス維持に向けた方策や評価方法について確立した方法はありません．個々の患者に合わせて，試行錯誤していくことが必要です．抗がん薬による皮膚障害の対策では，保湿剤を頻回に塗布してしっかりと保湿することの有用性が示されています[1]．ヒルドイド®（ヘパリン類似物質）による保湿については，1日1回の塗布と比べ，1日2回の塗布では，保湿効果が4倍になるとの報告があります[2]．また，入浴後の塗布のタイミングは，入浴直後と30分程度時間が経ってからで保湿効果に差がないことが報告されています[3]．文献報告などを参考に，必要性を説明したり，運用をできるだけシンプルにしたりして，個々のライフスタイルに合った対策を講じることもアドヒアランスを維持していくうえで大切なポイントです．

　保湿剤や日常のスキンケアについて，アドヒアランスを維持することは重要です．しかし，やりすぎ，すなわちオーバーアドヒアランスには注意が必要です．たとえば，爪周囲の洗浄については，「しっかりと」や「きちんと」と説明すると洗いす

Q13. 皮膚障害予防のための外用剤の指導について

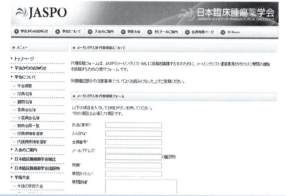

図1 代理投稿フォーム

ぎてしまうことがあるため,「丁寧に」と説明するなど,説明の仕方にも留意する必要があります.また,入浴時にタオルでこすらないようにするといった具体的な指導も重要です.

　なお,日本臨床腫瘍薬学会メーリングリスト(JASPO ML)では投稿を躊躇する方のために,「代理投稿フォーム」を準備しています(図1).本質問は,この代理投稿を利用してなされました.代理投稿は会員のみ利用可能で,メーリングリスト運営委員が代わりに質問の趣旨をJASPO MLに投稿します.代理投稿フォームに入力があると,必要に応じて委員で編集・要約,質問者に詳細を確認するなどして,質問の要点をメーリングリストに代理投稿します.質問者の氏名・所属施設は公表しません.普段あまりメールをしないなど,メールでのやり取りに躊躇される方も気軽にメーリングリストが利用できる窓口となっています.利用には注意事項がいくつかありますので,ご理解のうえで活用してください.

Column

← FTU

　分子標的治療薬や代謝拮抗薬などで生じる皮膚障害のケアのために、軟膏や保湿クリームなどの塗布の指導を行う場合に、量の目安として「FTU」を用いる場合があります．「FTU」とは「finger tip unit」の略で、外用剤の塗布量の目安として用いられる単位です．1FTUは約0.5gに相当する量で、チューブ入りの軟膏の場合，大人の人差し指の先端から第1関節までの長さ（約3cm）に相当する量，ローションの場合，1円玉大（直径2cmの円）となります．一般的には1FTUで手のひら2枚分（約300 cm^2）に塗布ができるとされています．FTUはあくまで塗布量の「目安」であるため、実際に指導する際には塗布量だけでなく，塗布方法，塗布回数，塗布する部位や範囲などを併せて指導すること、そして何より患者に塗布をしっかり実践してもらうことが、皮膚障害の予防や重症化を防ぐために大切です．

引用文献

1) 川島　眞ほか：分子標的薬に起因する皮膚障害対策．臨医薬 **30**：975-981，2014
2) 大谷真理子ほか：保湿剤の効果に及ぼす塗布量および塗布回数の検討．日皮会誌 **122**：39-43，2012
3) 野澤　茜ほか：保湿剤の効果に及ぼす入浴と塗布時期の関係．日皮会誌 **121**：1421-1426，2011

Q14 ペメトレキセドナトリウム水和物による皮疹対策について

Key Word アリムタ®（ペメトレキセドナトリウム水和物），皮疹，デカドロン®（デキサメタゾン）

> ペメトレキセドナトリウム水和物の皮疹対策について教えてください．
>
> アリムタ®（ペメトレキセドナトリウム水和物）の投与にあたり「投与当日のデカドロン®（デキサメタゾン）点滴に加えて，投与前日と翌日にデキサメタゾン錠を1回4 mg，1日2回で内服し，皮疹の副作用を予防する」と聞いたことがあります．
> その妥当性について教えてください．

病院薬剤師　関東

Re1
海外臨床試験において，ペメトレキセドナトリウム水和物の皮疹に対するデキサメタゾンの有用性が報告されています．

非小細胞肺がんに対するペメトレキセドナトリウム水和物による一次治療についての第Ⅱ相試験[1]で，デキサメタゾンの予防投与は皮疹に有効と報告されています．また，ペメトレキセドナトリウム水和物投与前日・当日・翌日にデキサメタゾン1回4 mgを1日2回予防内服したとする臨床試験が複数あります．

解説

ペメトレキセドナトリウム水和物の添付文書では，発疹の発現率は73.8％とされており，発疹の発現や重症化を防ぐため，

ステロイドの併用を考慮することが記載されています．また，非小細胞肺がんに対するペメトレキセドナトリウム水和物による一次治療についての第Ⅱ相試験[1]で皮疹に対するデキサメタゾンの予防投与の有効性が報告されています．具体的には，デキサメタゾンを予防投与したほうが，しない場合と比べて皮疹の発現率が低かった［全Grade（56% vs 93%），Grade 3以上（12% vs 47.5%）］と報告されています．治療歴のある非小細胞肺がんに対する第Ⅲ相試験（ペメトレキセドナトリウム水和物 vs ドセタキセル塩酸塩）[2]では，ペメトレキセドナトリウム水和物投与前日・当日・翌日にデキサメタゾン1回4 mgを1日2回内服することで，皮疹の発現は全Grade 14.0%，Grade 3以上が0.8%であったと報告されています．また国内の報告[3]では，ペメトレキセドナトリウム水和物投与時にデキサメタゾンを予防的に投与したほうが，予防投与を行わない場合と比べて，皮疹の発現率が低い傾向があった（36.2% vs 23.5%，$p=0.166$）と報告されています．ただしこの報告では，予防投与量の中央値はデキサメタゾン換算で1日2 mg，3日間であり，海外の報告より低用量であったとしています．また口内炎や倦怠感は，デキサメタゾン予防投与群で有意に少なかったと報告されています．

発疹が発現したときの治療については，確立された方法はありません．海外の臨床試験では，皮疹はデキサメタゾンの投与で軽減され，ペメトレキセドナトリウム水和物の中止で症状が消失するとされています．他の方法として，重篤度に応じてステロイドの局所または全身投与，抗ヒスタミン薬，対症療法が考えられます．

引用文献

1) Rusthoven JJ et al：Multitargeted antifolate LY231514 as first-line chemotherapy for patients with advanced non-small-cell lung cancer；a

phase II study. National Cancer Institute of Canada Clinical Trials Group. J Clin Oncol **17**:1194, 1999
2) Hanna N et al:Randomized phase 3 trial of pemetrexed versus docetaxel in patients with non-small cell lung cancer previously treated with chemotherapy. J Clin Oncol **22**:1589-1597, 2004
3) 石川　寛ほか:Pemetrexed の発疹予防に対する Steroid の有効性に関する検討. 癌と化療 **40**:75-78, 2013

Ⅱ．副作用とその対策

Q15 抗がん薬血管外漏出時の対応について

Key Word　血管外漏出，アントラサイクリン，サビーン®（デクスラゾキサン）

抗がん薬の血管外漏出時には，冷やしたほうがよいのでしょうか？

　アドリアシン®（ドキソルビシン塩酸塩）の血管外漏出時，血管痛の対応としては冷やしたほうがよいのでしょうか？　当院では，アントラサイクリン系薬剤は温めていましたが，看護師から，冷やしたほうがよいとの記載を読んだと相談を受けました．
　私自身は温めて吸収を促進させるとの記載を読んだことがあるような気がします．

Re1 基本的には冷却とステロイドの局注を行っています．

　当院ではドキソルビシン塩酸塩については冷却を推奨しています．ドキソルビシン塩酸塩は，一般的にも冷却とステロイドの局注が推奨されているようです．

　温めると皮膚からの吸収と分散が促進されるという説もありますが，まだ曖昧な部分が多いようです．また，血管外漏出の臨床試験は倫理的にも反しているのでなかなかエビデンス構築には至らないようです．ビンカアルカロイド系の薬剤では動物実験の結果，冷却で潰瘍形成されることが判明したため，「冷やさない」とされています．積極的に加温が推奨されている薬剤はないと理解していますけれど……．

解 説

血管外漏出とは,点滴の血管刺入部が血管より外れ,皮下組織などに薬液が漏れ出ることを指します.手首や肘関節付近の動きの多い部位への刺入は避けますが,それでもある一定の低い頻度で血管外漏出は発生すると考えられています.糖尿病や高血圧などの基礎疾患をもっている場合や,抗がん薬の治療歴が長く,血管のダメージが考えられる場合などは漏出リスクが高くなると考えられます.血管外漏出が起こると点滴刺入部に発赤,痛み,腫脹がみられます.抗がん薬は細胞に増殖障害を与える働きがあるため,血管外漏出により組織の壊死や潰瘍形成に繋がることがあります.血管外漏出時の対応を検討する際には,薬剤ごとの組織侵襲度を勘案した分類がよく用いられます(表1).壊死性抗がん薬は,少量の漏れでも壊死などの重度の皮膚障害を起こすため,特に注意が必要です.漏出時は迅速な対応が必要となるため,漏出発見時の薬剤リスク分類別の

表1 抗がん薬の組織侵襲度分類

起壊死性抗がん薬	炎症性抗がん薬	起炎症性抗がん薬
● ドキソルビシン ● ダウノルビシン ● イダルビシン ● エピルビシン ● アムルビシン ● マイトマイシンC ● ミトキサントロン ● ビンブラスチン ● ビンクリスチン ● ビンデシン ● ビノレルビン ● パクリタキセル	● シスプラチン ● シクロホスファミド ● ダカルバジン ● エトポシド ● フルオロウラシル ● ゲムシタビン ● チオテパ ● イホスファミド ● アクラルビシン ● カルボプラチン ● ネダプラチン ● イリノテカン ● ラニムスチン ● ニムスチン など	● L-アスパラキナーゼ ● ブレオマイシン ● シタラビン ● メトトレキサート ● ペプロマイシン ● エノシタビン など

(がん情報サービス:血管外漏出, http://ganjoho.jp/public/dia_tre/attention/chemotherapy/side_effect/extravasation.html より)

対応フローチャートを準備し，施設としてどのように対応するかを決めておくとよいでしょう．患者が違和感や痛みを感じたら，すぐに知らせるように指導することも重要です．

血管外漏出発生時の一般的な対処法は，①漏出した薬液の吸引回収，②ステロイドの局所注射，③患部の冷却（ビンカアルカロイド系薬剤は冷却不可）とされているものの，これまでは，どの症例にも有効な対処方法はありませんでした．2014年4月には，サビーン®（デクスラゾキサン）が薬価収載され，アントラサイクリン系薬剤の血管外漏出時に使用できるようになりました．なお，デクスラゾキサンは血管外漏出発生から6時間以内に投与する必要があるため，発生時の対応を事前に検討するとよいでしょう．

引用文献

1) がん情報サービス：血管外漏出(http://ganjoho.jp/public/dia_tre/attention/chemotherapy/side_effect/extravasation.html)

Q16 リツキシマブ投与による infusion reaction の対応について

Key Word リツキサン®（リツキシマブ），infusion reaction

> リツキシマブ投与時の infusion reaction 対応は，どのようにしていますか？
>
> 入院での R-CHOP 療法［リツキサン®（リツキシマブ）＋CHOP］初回導入で，前投薬にブルフェン®（イブプロフェン）錠とポララミン®（*d*-クロルフェニラミンマレイン酸塩）錠を服用していましたが，リツキシマブ投与時に infusion reaction Grade 1 を発現した患者がいました．このときは，投与速度の減速などで投与自体は完遂できました．このような場合でのリツキシマブ投与2コース目では，外来への移行や前投薬でのステロイド投与を含め，どのような対応を行っていますか？

関東
がん有資格薬剤師

Re1 当院では2コース目からの投与は基本的には外来で行います．

当院の R-CHOP 療法は Day 1 にリツキシマブと CHOP 療法の両方が投与開始となります．リツキシマブの初回はほぼ全例入院で導入を行っており，2回目以降は外来での実施となります．投与の順番はリツキシマブ→CHOP 療法となりますので，リツキシマブ投与時にステロイド投与は行われません．リツキシマブ投与後にプレドニン®（プレドニゾロン）投与が行われているためか，当院のリツキシマブ初回投与時の infusion reaction の頻度は，きわめて軽度な症状も含めて 50％ 程度になります．infusion reaction 出現時にはいったん投与を中止し，医師の指示［ソル・コーテフ®（ヒドロコルチゾンコハク

酸エステルナトリウム）静注用投与の有無，再開時の投与速度］にて再開します．再開時に前投与（当院もイブプロフェン錠とd-クロルフェニラミンマレイン酸塩内服錠です）の再投与は行いません．infusion reaction 出現時に追加で投与を検討する薬剤としてはヒドロコルチゾンコハク酸エステルナトリウム静注用だけになります．腫瘍量が多く，初回投与時に infusion reaction の症状が強く出現した患者では，投与再開後に再度症状が出現するようであれば，その日のリツキシマブ投与は中止することがあります．その場合は初回にCHOP療法のみを施行します．腫瘍量の減少に応じて，2 コース目以降でのリツキシマブ再導入を検討します．1 コース目に infusion reaction が出現した患者で，2 コース目以降にも infusion reaction が出現する症例は少ないように思います．不安要素がある場合は2 コース目以降も入院で行いますが，当院ではきわめて稀です．

病院薬剤師　関東

Re2
当院では前投薬にステロイド投与を行っています．

当院での R-CHOP 療法 1 コース目は入院で導入します．Day 1 に CHOP 療法を行い，後日リツキシマブを投与するパターンか，Day 1 にリツキシマブを投与し，Day 2 に CHOP 療法を行うパターンのどちらかです．

また，2 コース目以降はほぼ全例外来へ移行し，Day 1 にリツキシマブ投与，Day 2 に CHOP 療法を施行しています．そのため，CHOP 療法のプレドニゾロン錠をリツキシマブ投与前に内服することはありません．リツキシマブの前投与は以前の添付文書どおり，NSAIDs と抗ヒスタミン薬の内服で対応していましたが，infusion reaction 出現により，結局ステロイドを投与する事例が多くありました．そこで当院では，血液内科と協議を行い，ベナ®（ジフェンヒドラミン塩酸塩）錠 50 mg

Q16. リツキシマブ投与による infusion reaction の対応について

内服後,ヒドロコルチゾンコハク酸エステルナトリウム静注用 200 mg を 30 分点滴静注してからリツキシマブ投与を行うことになりました.投与速度は添付文書のとおりに行っています.しっかりとデータをとってはいませんが,ステロイドを前投薬に使用することで infusion reaction の発現頻度は減少している印象があります.

解 説

リツキシマブはマウス-ヒトキメラ型抗 CD20 モノクローナル抗体であり,現在では CD20 陽性 B 細胞非ホジキンリンパ腫においてリツキシマブと CHOP 療法[エンドキサン®(シクロホスファミド水和物)+アドリアシン®(ドキソルビシン塩酸塩)+オンコビン®(ビンクリスチン硫酸塩)+プレドニゾロン]との併用療法が標準治療となっています.リツキシマブによる副作用としてよく問題となるのが infusion reaction です.infusion reaction は一般の点滴静注に伴う過敏症状と区別するため,日本語に訳さず英文表記が用いられています.infusion reaction は投与中から投与開始 24 時間以内に多く出現する副作用で,発熱,悪寒,頭痛,疼痛,悪心,瘙痒,発疹,咳,虚脱感,血管浮腫などの症状があります[1].リツキシマブのインタビューフォームにおいては,リツキシマブ投与に伴う infusion reaction の危険因子として,血液中に大量の腫瘍細胞がある($25,000/mm^3$ 以上)などの腫瘍量の多い患者,脾腫を伴う患者,心機能・肺機能障害をもつ患者があげられており,infusion reaction の発現率は初回投与時に約 90% と報告されています[1].また根本らは,リツキシマブ投与に伴う infusion reaction の発現率は,初回投与時(52.8%)が最も高頻度であり,2 回目(4.6%),3 回目(1.3%)の投与となるに従い低頻度であったこと,初回投与時の infusion reaction 発現率は 100 mg/時へ

投与速度変更時に症状が最も多かったことを報告しています[2]．根本らの報告でのリツキシマブの最大投与速度は200 mg/時でしたが，現在では400 mg/時まで変更することが添付文書上可能となっており，infusion reactionの出現にはより注意が必要になります．そのため，2013年6月（第15版）のリツキシマブ添付文書改訂時には，リツキシマブ投与の前投薬として抗ヒスタミン薬と解熱鎮痛薬だけでなく，ステロイドの投与を考慮する旨が追記されています．infusion reaction発現に対するステロイドの効果については，富士谷らがリツキシマブの前投薬をステロイドを含むものに変更することで有意にinfusion reactionの発現率が低下したことを報告しています[3]．

返答メールにもあるように，初回のR-CHOP療法で腫瘍量が多い場合は，infusion reactionや腫瘍崩壊症候群（tumor lysis syndrome：TLS）の発現リスクを考慮し，多くの施設が入院で投与し，場合によってはCHOP療法を先行するようです．また，初回投与時にinfusion reactionを発現した患者が，2回目投与以降に再度infusion reactionを発現するリスクは低いと考えられますが，そのリスクはまったくないというわけではありません．そのため初回投与時にinfusion reactionが出現し，2回目以降もリツキシマブ投与を継続する場合は，入院で投与して様子をみたり，リツキシマブの初回投与時に前投薬としてステロイドを投与していなければ，前投薬にステロイドの追加を考えてもよさそうです．

引用文献

1) 中外製薬：リツキサン®注インタビューフォーム，2016年2月改訂（改訂第17版）
2) 根本真記ほか：副作用集計データに基づく副作用評価と患者説明書作成への取り組み―R-CHOP療法．医療薬学 **35**：129-135, 2009
3) 富士谷昌典ほか：リツキシマブ初回投与時のInfusion Reaction発現状況調査と前投薬の比較．日病薬誌 **49**：867-870, 2013

Q17 シクロホスファミド水和物の出血性膀胱炎予防対策について

Key Word　エンドキサン®（シクロホスファミド水和物），出血性膀胱炎，ウロミテキサン®（メスナ）

 メスナの使用について教えてください．

　先日，当院泌尿器科医師よりエンドキサン®（シクロホスファミド水和物）による出血性膀胱炎の予防のためにウロミテキサン®（メスナ）を投与すべきであるとの指摘を受けました．私自身は，CHOP療法などでのシクロホスファミド水和物投与においては尿量が十分確保されていれば，メスナは必要ないと認識しておりました．泌尿器科医師の指摘のように，CHOP療法などのシクロホスファミド水和物投与時もメスナの投与は必要なのでしょうか？

Re1
CHOP療法で使用するシクロホスファミド水和物の投与量では，メスナの予防的投与は必要ないと考えます．

　メスナの考え方は，質問者の認識でよいと思います．シクロホスファミド水和物に対するメスナの適応も造血幹細胞移植の前処置で行う大量化学療法のみとなっております．また，出血性膀胱炎の発現は 50〜60 mg/kg の高用量のシクロホスファミド水和物投与のときに高頻度となっています．ちなみに，米国臨床腫瘍学会（ASCO）においても造血幹細胞移植の前処置のときに大量化学療法の使用が推奨されています．

解説

　がん化学療法に伴う出血性膀胱炎は, oncologic emergencyの一つです. 出血の程度が強いと凝血塊により膀胱タンポナーデを起こす原因となります. これにより, 排尿障害, 疼痛などを訴え最終的には閉尿となり, 重篤な場合は膀胱全摘出を余儀なくされることもあり, 注意が必要な副作用の一つです. がん化学療法において出血性膀胱炎を起こすことがよく知られている抗がん薬には, シクロホスファミド水和物およびイホマイド®（イホスファミド）があります. これらの薬剤は, 主に肝臓 CYP3A4 でそれぞれ抗腫瘍効果を担っているホスファミドマスタードもしくはイホスファミドマスタードおよびアクロレインに代謝されます. 出血性膀胱炎の原因は, このアクロレインが腎排泄され, 尿路上皮細胞に取り込まれ, 細胞質内で活性酸素物質を誘導し, 核内に取り込まれ, それがDNAを損傷して尿路上皮細胞を直接的に障害するためとされています[1]. またイホスファミドの場合は, これに加えイホスファミドの代謝物のクロロアセトアルデヒドも尿路上皮細胞を障害すると考えられています[2]. 出血性膀胱炎の発症リスクは, シクロホスファミド水和物においてはその投与量に比例して上昇します. そのため, 造血幹細胞移植の前処置にシクロホスファミド水和物を大量投与する際, 約 70% で出血性膀胱炎を発症すると報告されています[3]. その一方で, イホスファミドの場合は, 投与量によらず出血性膀胱炎のリスクがあると考えられています.

　シクロホスファミド水和物およびイホスファミドに伴う出血性膀胱炎の予防には, 大量の輸液やメスナ投与などがあります. メスナ投与はシクロホスファミド水和物やイホスファミドの抗腫瘍効果に影響を与えずに[4], 抗腫瘍活性物質 4-ヒドロキシ体との結合でのアクロレインの生成抑制と, 尿中でアクロレインと結合することでのアクロレイン不活性化により, 出血性膀胱

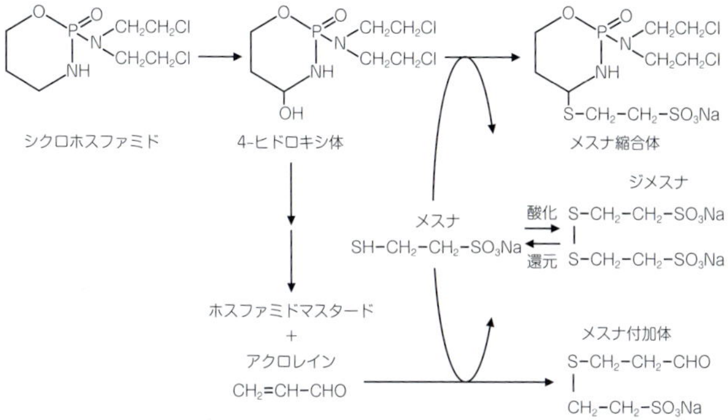

Q17. シクロホスファミド水和物の出血性膀胱炎予防対策について

図1 メスナによるシクロホスファミド水和物の解毒機構

炎のリスクを低下させます（図1）．

ASCOガイドラインでは，シクロホスファミド水和物については，造血幹細胞移植の前投薬の大量投与時に限ってメスナを投与することが推奨されています[5]．そのため，今回の質問にあるようなCHOP療法やCEF療法［シクロホスファミド水和物＋ファルモルビシン®（エピルビシン塩酸塩）＋5-FU®（フルオロウラシル）］で使用する程度のシクロホスファミド水和物の投与量では，予防的なメスナの投与は必要ないと考えられます．メスナの投与量は，シクロホスファミド水和物の場合はシクロホスファミド水和物1日量の120%相当量/日を，イホスファミドの場合はイホスファミド1日量の60%相当量/日となります．メスナは投与後90分で定量限界以下まで消失する反面，シクロホスファミド水和物およびイホスファミドの半減期は6～7時間と長いため，アクロレインも長時間かけて尿中排泄されます．そのため，メスナの投与タイミングは全投与量を3分割し，投与15分前，4時間後，8時間後に投与することが推奨されます．

引用文献

1) Korkmaz A et al：Pathophysiological aspects of cyclophosphamide and ifosfamide induced hemorrhagic cystitis；implication of reactive oxygen and nitrogen species as well as PARP activation. Cell Biol Toxicol **23**：303-312, 2007
2) Brade WP et al：Ifosfamide-pharmacology, safety and therapeutic potential. Cancer Treat Rev **12**：1-47, 1985
3) Buckner CD et al：High-dose cyclophosphamide therapy for malignant disease. Toxicity, tumor response, and the effects of stored autologous marrow. Cancer **29**：357-365, 1972
4) Shaw IC et al：Mesna-a short review. Cancer Treat Rev **14**：67-88, 1987
5) Schuchter LM et al：2002 update of recommendations for the use of chemotherapy and radiotherapy protectants；clinical practice guidelines of the American Society of Clinical Oncology. J Clin Oncol **20**：2895-2903, 2002

Q18 アントラサイクリン系抗がん薬の累積投与量について

Key Word アントラサイクリン，アドリアシン®（ドキソルビシン塩酸塩）心機能障害

> 複数のアントラサイクリン系薬剤の累積投与量の考え方を教えてください．
>
> たとえばアドリアシン®（ドキソルビシン塩酸塩）の場合，心毒性のリスクが高まるとして，累積投与量 500 mg/m² を上限値としますが，治療の過程で2種類以上のアントラサイクリンを使用する際の心毒性リスクの評価方法について，ドキソルビシン塩酸塩換算などの指標があれば教えてください．調べているのはノバントロン®（ミトキサントロン塩酸塩）についてですが，アントラサイクリン全般について何かご存知でしょうか？

がん有資格薬剤師

Re1 ドキソルビシン塩酸塩への換算比があります．

アントラサイクリン系抗がん薬の間では，ドキソルビシン塩酸塩相当量への換算比があります[1]（**表1**）．『がん化学療法レジメンハンドブック』（第4版）[2] などの書籍にも同様の換算比が記載されています．エビデンスは見つけられませんでしたが，恐らく単純に限界総投与量の比だと思っています．

ミトキサントロン塩酸塩は×3でドキソルビシン塩酸塩換算値になりますので，160 mg/m²×3＝480 mg/m² となり，ドキソルビシン塩酸塩の上限値である 500 mg/m² に近い値になります．

表1 アントラサイクリン系抗がん薬の上限投与量とドキソルビシン塩酸塩への換算比

薬剤	限界総投与量	ドキソルビシン換算
ドキソルビシン	500 mg/m²	1
ダウノルビシン	25 mg/kg	×3/4
エピルビシン	900 mg/m²	×1/2
ピラルビシン	950 mg/m²	×1/2
ミトキサントロン	160 mg/m²	×3

［田村和夫：コンセンサス癌治療 5(4)：209, 2006 より］

表2 抗がん薬の心毒性（ドキソルビシン塩酸塩を1.0とした場合）

薬剤名	心毒性の強さ
ドキソルビシン	投与量×1.0
ミトキサントロン	投与量×3.4
ピラルビシン	投与量×0.8
エピルビシン	投与量×0.6
ダウノルビシン	投与量×0.5
アクラルビシン	投与量×0.1
イダルビシン	投与量×4.0

［岡田義信ほか：癌と化療 24：585, 1997 より］

がん有資格薬剤師　関東

Re2 治験でも換算比を用いました．

ドキシル®（ドキソルビシン塩酸塩リポソーム注射薬）の治験に携わったとき，アントラサイクリン系抗がん薬を過去に使用していた場合は，ドキソルビシン塩酸塩量に換算して心毒性を評価していました．私が知っている換算比は提示されていたもの（表1）と同じで，『がん化学療法副作用対策ハンドブック』[3] にも同じものが掲載されていました．その他に，心エコー検査により求めた駆出率と薬剤量との関係を検討し，ドキソルビシン塩酸塩の心毒性の強さを1.0とした場合の各薬剤の心毒性（表2）を示した論文もあります[4]．

解説

ドキソルビシン塩酸塩を代表とするアントラサイクリン系抗がん薬は、いずれも重要な副作用に心毒性があります。その毒性は用量依存的とされており、ドキソルビシン塩酸塩に関連する心不全の発現率は 400 mg/m^2 では 5% 程度であるのに対し、500 mg/m^2 では 16%、550 mg/m^2 では 26%、700 mg/m^2 では 48%（図1）と、500 mg/m^2 を超えると急に上昇することが報告されているため、累積総投与量は 500 mg/m^2 以下とすることとされています[5]。ここで、複数のアントラサイクリン系抗がん薬を使用する場合には、生涯におけるそれぞれの累積投与量をドキソルビシン塩酸塩の相当量に換算してリスクを評価します。回答にもあるように、上限量の比を用いていると考えるとわかりやすいでしょう。なお、一覧の中でダウノマイシン®（ダウノルビシン塩酸塩）だけは kg あたりの投与量で示されている点に注意が必要です。

心毒性の発現を回避するために最も重要なことが、累積投与量の上限を超えないようにすることです。それと同時に、化学

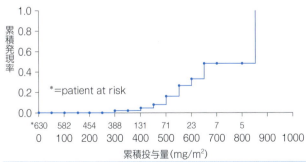

図1 ドキソルビシン塩酸塩投与患者におけるうっ血性心不全の発現率

(Swain SM et al : Cancer **97** : 2869, 2003 より)

療法終了後も左室駆出率（LVEF）を定期的にモニターし，値が低下した場合には，速やかにβ遮断薬・ACE阻害薬などを投与することによって，多くの症例において少なくとも部分的には回復するといわれています[6]．

Column

► ドキソルビシン塩酸塩による心毒性

ドキソルビシン塩酸塩による心毒性の発現機序に関しては，複数の機序が考えられています[6]．薬剤がフリーラジカルになり生成されたスーパーオキシドがミトコンドリア膜を障害する経路，鉄をキレートすることで形成された複合体により脂質過酸化をもたらす経路，および心筋細胞に発現するトポイソメラーゼⅡβ（腫瘍細胞ではα型が発現）とドキソルビシン塩酸塩およびDNAが複合体を形成することによりDNA障害を起こす経路などがあります．

また，豆知識的な話題として，デクスラゾキサンという注射薬が，海外ではアントラサイクリン系抗がん薬による心筋症の発現および重症化を防ぐ薬剤としても承認されています．わが国においては，デクスラゾキサンはアントラサイクリン系抗がん薬の血管外漏出にのみ保険適用のある薬剤です（Q15参照）．この薬剤は，細胞内の鉄のキレート作用やトポイソメラーゼⅡβ阻害作用を有しているためドキソルビシン塩酸塩による心毒性の発現機序を阻害し，心毒性の発現を予防すると考えられています．

引用文献

1) 田村和夫：心毒性．コンセンサス癌治療 **5**：209, 2006
2) 日本臨床腫瘍薬学会（監）：がん化学療法レジメンハンドブック，第4版，羊土社，東京，2015
3) 岡元るみ子（編）：がん化学療法副作用対策ハンドブック，羊土社，東京，2010
4) 岡田義信ほか：Anthracycline系薬剤による心毒性の心エコー図による検討．癌と化療 **24**：585-589, 1997

5) Swain SM et al：Congestive heart failure in patients treated with doxorubicin；a retrospective analysis of three trials. Cancer **97**：2869-2879, 2003
6) 藤田行代志：心機能低下患者．薬事 **57**：1617-1623, 2015

Ⅱ. 副作用とその対策

Q19 好中球減少時の食事制限について

Key Word　好中球減少，骨髄抑制，感染，食中毒

> 📧 **化学療法による好中球減少時の食事制限はどうしていますか？**
>
> 　化学療法患者の食事について，食品の加熱有無による感染症の頻度に差がないという海外の論文があると聞きました．とはいえ，お刺身やお寿司を食べる習慣はわが国独特ですので，同じように適用してよいものか迷っています．
> 　皆さんの施設で決めている対応などがありましたら，教えてください．

がん有資格薬剤師

Re1
食事制限はしていません．

　私が関わっている診療科のコンセンサスとしては，食事制限を設けていませんでした．患者への情報提供としては，「新鮮で衛生的なものを摂取することを心がける」ことを推奨しています．実際，外来治療を行う患者への食事（生もの）制限を行わなくても重篤な感染症を起こしたという印象はありません．

病院薬剤師

Re2
入院治療を行う血液腫瘍の患者にだけ制限を設けています．

　入院で化学療法を行う血液腫瘍の患者には「化学療法の好中

球減少時は生もの（お刺身やお寿司）は控え，加熱したものを」と指導しています．化学療法前のオリエンテーション時に看護師からも「生もの禁」として説明しています．また，果物も果実をそのまま食べたり，皮の薄いもの（いちご，桃，ぶどうなど）も摂取を回避するように伝えています．

解　説

　化学療法後は副作用として骨髄機能が低下するため，好中球数が少なくなり，普段であれば罹らない感染症に罹患する（日和見感染）リスクが高くなります．同様に，食品中の病原体による食中毒もリスクが高くなると考えられており，そのことを危惧してこの質問が投げかけられたものと考えられます．化学療法後の骨髄抑制期に生もの（野菜・果実）の摂取可否を検討した研究がいくつかありますが，有名なものとしては急性白血病の寛解導入療法実施の患者を対象に生鮮野菜および果実の摂取可否を評価するランダム化比較試験[1]があります．この検討では感染症発症率に差は認められませんでした．急性白血病の寛解導入療法は，好中球がほぼゼロとなる感染症発症の高リスク集団ですので，その高リスク患者でも影響がないのであれば，外来通院治療が可能な骨髄抑制が比較的軽度な化学療法では，より影響は少ないだろうと考えられ，食事制限を設けない医療機関が増えてきているようです．

　一方で，国立がん研究センターがん対策情報センターが運営している「がん情報サービス」では，「白血球減少時の対応」について「基本的に加熱処理された食事を摂取する」ことが推奨されています．これは，質問者が危惧している，生魚を食べるわが国の食習慣では，欧米の文献報告からでは「全面的に生ものの摂取を許容することはできない」と判断されているのかもしれません．しかしながら *Re1* で述べられているように，

制限をしなくても重篤な感染症が起きたという事例がほとんどないという経験もあり，発生率が上昇する可能性は低いと考えられます．化学療法後は抗がん薬による悪心・嘔吐が発現したり，臭覚障害・味覚障害が発現したりと，経口摂取に多くの影響がもたらされるため，患者の肉体的・精神的苦痛も踏まえて数少ない楽しみの一つになる食事への対応を考えましょう．

Column

食中毒の要因

食中毒の原因としては，生肉や魚介（特に二枚貝）が多いですが，最も汚染されているといわれているのは鶏肉で，国立医薬品食品衛生研究所および厚生労働省の調査では，カット鶏肉の20～66%で食中毒の原因となりうるカンピロバクターが検出されたという報告があります（http://www.mhlw.go.jp/qa/syokuhin/campylo/）．したがって，調理場（台所）において，調理器具を介した汚染が発生することは容易に予想されるため，新鮮な食材の選定はもちろんですが，調理器具の使い分けやこまめな洗浄（あるいは消毒）も食中毒防止の重要な要因[2]となります．

引用文献

1) Gardner A et al：Randomized Comparison of Cooked and Noncooked Diets in Patients Undergoing Remission Induction Therapy for Acute Myeloid Leukemia. J Clin Oncol **26**：5684-5688, 2008
2) 静岡県立静岡がんセンター・日本大学短期大学部食物栄養学科：白血球減少．症状で選ぶ！ がん患者さんと家族のための抗がん薬・放射線治療と食事のくふう，山口　建(監)，女子栄養大学出版部，東京，pp172-175, 2007

Q20 抗がん薬による末梢神経障害対策について[*]

Key Word オキサリプラチン，副作用，末梢神経障害，カルシウム，マグネシウム

> オキサリプラチンの神経毒性に対するカルシウム，マグネシウムについて投与法と注意点を教えてください．
>
> 2009 年の米国臨床腫瘍学会（ASCO）において，オキサリプラチンによる神経毒性に対する神経保護薬としてのカルシウム（Ca）とマグネシウム（Mg）の効果[1]について発表されたことを受け，医師より末梢神経障害の強い患者に対して使用したいと申し出がありました．Ca または Mg を投与した症例の経験がありましたら，投与方法と注意点を教えてください．

病院薬剤師　関東

Re1 以前は行っていましたが……．

　臨床試験にも参加していた関係で，当院では 2007 年ぐらいまで mFOLFOX6 療法において Ca と Mg を投与していました．しかしその後，Ca および Mg の投与により，オキサリプラチンベースの化学療法の活性が低下するとの報告[2]がいくつかあったため，現在では Ca および Mg の投与は行っておりません．

　今回の ASCO の発表では Stage Ⅱ または Ⅲ の大腸がんの術後に補助化学療法としてオキサリプラチン $85\,mg/m^2$ を 2 週ご

---

[*] 本質問は，2009 年にメーリングリストに投稿された内容です．後述の解説に記載したとおり，オキサリプラチンによる神経障害に対する Ca および Mg の投与は，2014 年に明確な予防効果は認められなかったと報告され，現在，これらの予防投与は行われていません．

とに12サイクル投与した患者102人を対象としており、結果として末梢神経障害症状の抑制効果は認められてはいますが、CaとMgの投与群と非投与群に分けて臨床効果を比較したものではありませんでした。そのため、この結果をもって日常臨床に生かせるとは考えられないとして、投与は行っておりません。

がん有資格薬剤師 関東

Re2
ASCO 2009の発表スライドを見てきました.

ポスターディスカッションにも選ばれており、よい発表だと思われますがディスカッサントからは「今後のさらなる検討が必要で、まだ検討の余地あり」という趣旨の発言がありました。抗腫瘍効果に関しても検討されていないため、臨床への応用については時期尚早といったところでしょうか。

病院薬剤師 近畿

Re3
完全にコンセンサスがとれているわけではないようです.

がん薬物療法で高名な医師の講演の際に、本件について質問したところ、MgとCaを併用した場合にFOLFOX療法自体の有効性が低下すると報告[2]されたことにより、その後多くの試験が途中で中止となってしまい、きちんとした結果が得られていないことから、現時点では何ともいえないとの回答がありました。

ASCOで発表された試験も300症例の予定のところ、104症例しか組み込まれていない状況でクローズしていますので、結論は出ないということだと思います。

解 説

オキサリプラチンは近年の大腸がん治療における重要なキードラッグの一つですが,感覚障害(手足や口唇周囲のしびれ,咽頭や喉頭などの違和感など)や,しびれによる機能障害(文字が書きにくい,ボタンがかけにくいなど)を主とした末梢神経障害が副作用として用量規制因子となっており,現在でも治療継続における大きな障害となっています.

オキサリプラチンによる末梢神経障害の急性症状は冷感曝露によって誘発されるため,冷たいものに触れないようにするなど患者指導にて対応が可能です.慢性症状は蓄積性を示しており,累積投与量が増えることにより症状が増悪してしまうため,神経症状がみられた時点で早めにオキサリプラチンを中止して症状が軽減した段階でまた再開するといった"Stop and Go"などの対応がとられています.

末梢神経障害の発現機序として,オキサリプラチン自体や解離したシュウ酸によって神経節のナトリウムチャネルが持続的に刺激され,感覚神経細胞の興奮状態が継続することなどが考えられていますが,現時点において詳細な機序は判明していません.

そのような中,2009年のASCOにおいて「オキサリプラチンの投与前後にCaおよびMgの静脈注射を受けた患者において,神経毒性の発生率および重症度が有意に軽減された」という報告がされました[1].

しかし,2007年のJournal of Clinical Oncology誌においては「"FOLFOX療法[大腸がんに対するオキサリプラチン,5-FU®(フルオロウラシル),レボホリナートカルシウムの3剤併用療法]の急性末梢神経障害に対するCaとMgの予防投与を評価する試験において,CaおよびMgを投与した群の奏効率が,投与しない群と比較して有意に低下することが認めら

れた"という結果を受けてこれらの試験が中止され，Ca および Mg の予防投与は行わないことが望ましい」というまったく正反対の報告がされた[2]ことから，多くの施設で対応が分かれていました．

現在は，この疑問を解決するための FOLFOX 療法における神経障害の程度，発症頻度，発症までの期間と Ca と Mg の予防投与に関する検証試験が行われ，「Ca および Mg の投与は，オキサリプラチンによる神経障害に対する明確な予防効果を認めなかった」という結果が2014年に報告されました[3]．したがって，今回の質問にあった予防投与は推奨されないという結論となっています．

末梢神経障害の予防対策としては，症状が軽微な時点でオキサリプラチンを一時中断し，症状が改善した時点で再開するという Stop and Go が最も有効であると考えられます．

引用文献

1) Tourningand C et al：OPTIMOX1；a randomized study of FOLFOX4 or FOLFOX7 with oxaliplatin in a stop-and-Go fashion in advanced colorectal cancer；a GERCOR study. J Clin Oncol **24**：394-400, 2006
2) Hochster HS et al：Use of calcium and magnesium salts to reduce oxaliplatin-related neurotoxicity. J Clin Oncol **25**：4028-4029, 2007
3) Loprinci CL et al：Phase Ⅲ randomized, placebo-controlled, double-blind study of intravenous calcium and magnesium to prevent oxaliplatin-induced sensory neurotoxicity（N08CB/Alliance）. J Clin Oncol **32**：997-1005, 2014

Q21 イリノテカン塩酸塩水和物による迷走神経反射対策について

Key Word イリノテカン塩酸塩水和物，コリン作動性症状，迷走神経反射

 イリノテカン塩酸塩水和物投与による発汗への対処について教えてください．

　FOLFIRI療法の初回，レボホリナートカルシウムとイリノテカン塩酸塩水和物を同時投与していたら10分で異常な発汗がみられました．前治療でFOLFOX6療法を施行していたため，レボホリナートカルシウムではなく，イリノテカン塩酸塩水和物によるアレルギー症状と考えています．
　このような症例の経験がありましたら，対応について教えてください．

病院薬剤師　関東

Re1 イリノテカン塩酸塩水和物による迷走神経反射と考えられます．

　イリノテカン塩酸塩水和物のアレルギーを想定されているようですが，それは本当にアレルギーなのでしょうか？　イリノテカン塩酸塩水和物ではたまに着替えをしなければならないような発汗や多量の唾液が出る患者がいます．それは迷走神経反射ですので，アトロピン硫酸塩水和物を1A筋注すると結構効果があります．このような症状と対処方法については意外と世間では知られてないようですね．

　本当にアレルギーの可能性もないわけではないですが，発汗だけでしたらアトロピン硫酸塩水和物の筋注を試してみることをおすすめします．

解説

　イリノテカン塩酸塩水和物投与による有名な副作用に下痢があり，市販後の全症例調査では下痢の発現頻度は61.9％と報告されています．そのうち水様便が5日以上続く高度な下痢は20.4％に認められます．この下痢は発症時期から早発性と遅発性下痢の2つに分類されます．遅発性下痢とは投与後24時間以降（1週間前後）に発現するものを示します．原因としては，イリノテカン塩酸塩水和物が肝臓のカルボキシルエステラーゼおよびグルクロン酸転移酵素（*UGT1A1*）により変換されるグルクロン酸抱合体のSN-38Gが考えられています．SN-38Gの一部は，腸内細菌のβ-グルクロニダーゼによりSN-38に変換され，これにより腸管粘膜が障害され下痢が発現すると考えられています．これに対して早発性下痢は投与中あるいは投与直後に発現し，多くの場合，その症状は一過性です．この原因としてはイリノテカン塩酸塩水和物のカルバミル基（-O-CO-N-）が，アセチルコリンエステラーゼを阻害することにあります．投与されたイリノテカン塩酸塩水和物によりアセチルコリンの分解が抑制され，過剰となったアセチルコリンがムスカリン受容体を刺激することで，迷走神経反射が生じ，コリン作動性症状が認められます（図1）．このコリン作動性症状の一つが下痢になります．この他に認められるコリン作動性症状と

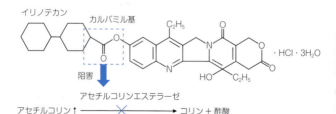

図1　イリノテカン塩酸塩水和物によるコリン作動性症状

して発汗（53%），顔面紅潮（35%），腸管蠕動亢進（34%）が報告されています[1]．そのため今回相談のあった症例は，アレルギー症状よりはイリノテカン塩酸塩水和物によるコリン作動性症状の可能性が高いと考えられます．

　イリノテカン塩酸塩水和物投与によりコリン作動性症状が出現した場合は，アセチルコリンとムスカリン受容体の結合を阻害するアトロピン硫酸塩水和物投与（0.25～1 mg を静脈内あるいは皮下投与）が有効です．また，このような症状が出現した場合，次コースからは制吐薬にアトロピン硫酸塩水和物を混注することも実臨床では行われています．一方，アトロピン硫酸塩水和物の抗コリン作用には注意が必要です．具体的には，眼房水通路が狭くなることでの眼圧上昇や，膀胱平滑筋弛緩および膀胱括約筋緊張による排尿困難悪化が起こりえます．したがって，緑内障および前立腺肥大症による排尿困難のある患者にはアトロピン硫酸塩水和物投与が禁忌であるため，既往歴を確認することが必要となります．

引用文献

1) Petit RG et al：Cholinergic symptoms following CPT-11 infusion in a phase Ⅱ multicenter trial of 250 mg/m^2 irinotecan (CPT-11) given every two weeks. Proc ASCO **16**：268, #953, 1997

II. 副作用とその対策

Q22 ベバシズマブによる高血圧対策について

Key Word: アバスチン®（ベバシズマブ），抗 VEGF 抗体薬，高血圧，降圧薬

> ベバシズマブの一過性高血圧への対応について教えてください．
>
> 抗 VEGF（vascular endothelial growth factor）抗体薬であるアバスチン®（ベバシズマブ）のよくある副作用に一過性高血圧があります．外来化学療法で治療当日〜翌日だけ高血圧になる患者にときどき遭遇します．治療終了時は収縮期血圧 180〜200/拡張期血圧 100〜120 ですが，自宅での血圧は特に問題ありません．その血圧を特別に対処すべきか教えてください．治療前のアダラート CR®（ニフェジピン徐放）錠服用でカバーできるかと考えてはいるのですが．

病院薬剤師　関東

Re1
一過性の血圧上昇への対処法はあるものの，明確に統一されているわけではありません．

ベバシズマブ投与前後で血圧を測定し，投与後に血圧上昇がみられた場合は，その後何度か血圧を測定し，経過を追います．その過程で血圧が下がらない患者がいれば，血圧上昇の目安を 180/110（収縮期血圧/拡張期血圧）mmHg として担当看護師の判断で医師に連絡をしています．医師の対応も経過観察を指示する医師もいればセパミット-R®（ニフェジピン徐放）カプセルを 1 つ内服させる医師もいます．投与時のみ血圧上昇がみられる患者には，あらかじめセパミット-R® カプセルを点滴時にもたせ，高ければ飲ませる場合もあります．なお，アダラート®（ニフェジピン）カプセルは急激な降圧作用の回避のため

に使用していません.

がん有資格薬剤師 東北

Re2
『高血圧治療ガイドライン』の高血圧切迫症に準じています.

過去にはアダラート®カプセルを舌下投与することもあったようです.急激な降圧がないものという観点から現在はしておらず,持続型の薬剤を選択しています.アダラートL®錠やセパミット-R®カプセルもしくはアダラートCR®錠のような長時間持続型のものがありますが,帰宅すると血圧が戻っているような患者の場合は,確かにアダラートCR®錠は効果時間が長いかもしれません.

がん有資格薬剤師 関東

Re3
腎機能障害がなければカプトプリルなどでもよいように考えます.

Re1, Re2 で持続型の Ca 拮抗薬があげられていますが,作用発現が速やかで作用持続時間も長くなく,投与量の調節が行いやすいカプトプリルが腎機能障害例を除いて推奨できるのではないかと思います.

解 説

ベバシズマブを含む抗 VEGF 抗体薬治療においては,VEGF の低下による一酸化窒素(NO)産生低下,微小血管の希薄化,血管内皮細胞に対する酸化ストレスによる末梢血管抵抗の上昇で高血圧が起こります[1].この血圧上昇は可逆性であるものの,一過性に収縮期血圧 180 mmHg 以上を示すこともあり,ベバシズマブ投与前・投与中・投与後は血圧を測定し,血圧が高い場合にはその場で降圧薬を投与します.降圧薬は持続型のニ

フェジピン徐放性製剤が適しています。*Re2* に記載のある短時間型のニフェジピン舌下投与は過度な降圧やショック症状，一過性の意識障害，脳梗塞，反射性頻脈などが危惧されることや，降圧作用が短時間であり，すぐに血圧が上昇してしまうことから，避けたほうがよいでしょう．『高血圧治療ガイドライン 2014』[2] では，分子標的治療薬誘発の高血圧について，通常の高血圧と同様の対応でよいとしています．また，当ガイドラインでは，高血圧緊急症については，高度の血圧上昇が持続する場合は中間型のCa拮抗薬やアンジオテンシン変換酵素（angiotensin converting enzyme：ACE）阻害薬や，アンジオテンシンⅡ受容体拮抗薬（angiotensinⅡreceptor blocker：ARB）などを内服することを推奨しています．*Re1* および *Re2* の薬剤師の回答では以前から用いられてきた効果発現のよいCa拮抗薬を推奨していますが，*Re3* のように，ACE阻害薬やARBを用いることは間違いではありません．米国国立がん研究所（NCI）の Cardiovascular Toxicities Panel は，定期的なモニタリングによる 140/90 mmHg 未満の血圧管理を目標とし，合併症を考慮した降圧薬を積極的にすることを推奨しています[3]．

表1　患者背景による降圧薬選択

	禁忌	慎重投与
Ca拮抗薬	徐脈（非ジヒドロピリジン系は禁忌）	心不全
ARB	妊娠，高カリウム血症	腎動脈狭窄症（両側性腎動脈狭窄症は原則禁忌）
ACE阻害薬	妊娠，血管神経性浮腫，高カリウム血症，特定の膜を用いるアフェレーシス/血液透析	
サイアザイド系利尿薬	低カリウム血症	痛風，妊娠，耐糖能異常
β遮断薬	喘息，高度徐脈	耐糖能異常，閉塞性肺疾患，末梢動脈疾患

［日本高血圧学会高血圧治療ガイドライン作成委員会（編）：高血圧治療ガイドライン 2014，ライフサイエンス出版，東京，2014 より］

『高血圧治療ガイドライン 2014』も NCI の Panel の文書においても特定の降圧薬の選択については述べられておらず，実地臨床では ACE 阻害薬，ARB とともにジヒドロピリジン系の Ca 拮抗薬がよく用いられています[4]が，共通して合併症などの患者背景に配慮することをあげています（表1）．なお，ジヒドロピリジン系の Ca 拮抗薬は推奨されますが，非ジヒドロピリジン系の Ca 拮抗薬は CYP3A4 阻害により VEGF 分泌促進をきたすために使用するべきではないとされています．抗がん薬に特化した高血圧ガイドラインは確立していませんが，通常の高血圧に準じて，患者背景を考慮した降圧薬の提案がなされているのが現状です．

引用文献

1) Izzedine H et al：Management of hypertension in angiogenesis inhibitor-treated patients. Ann Oncol **20**：807-815, 2009
2) 日本高血圧学会（編）：高血圧治療ガイドライン 2014，ライフサイエンス出版，東京，2014
3) Maitland ML et al：Initial assessment, surveillance, and management of blood pressure in patients receiving vascular endothelial growth factor signaling pathway inhibitors. J Natl Cancer Inst **102**：596-604, 2010
4) Small HY et al：Hypertension due to antiangiogenic cancer therapy with vascular endothelial growth factor inhibitors ; understanding and managing a new syndrome. Can J Cardiol **30**：534-543, 2014

Q23 白金系抗がん薬アレルギーに対する脱感作療法について

Key Word 過敏性反応（HSR），脱感作療法，パラプラチン®（カルボプラチン），卵巣がん治療ガイドライン

 脱感作療法を行うために，レジメンオーダーの登録をどのように行っていますか？

パラプラチン®（カルボプラチン）の脱感作療法を行うことになりました．
カルボプラチンの調製方法は文献より情報収集できましたが，レジメンシステムへの実際の登録はどのように行っていますか？ 教えてください．

病院薬剤師 中部

Re1
10倍希釈，100倍希釈，1,000倍希釈に調製するオーダーを作成しています．

当院では，カルボプラチンではありませんがオキサリプラチンの脱感作療法を行っています．脱感作療法は，1,000倍希釈液から投与開始し，過敏性反応（hypersensitive reaction：HSR）の再出現がなければ100倍希釈液，10倍希釈液と濃度を上昇させ，その後に標準的な希釈液を投与します．特に，オキサリプラチンの希釈液は1時間で点滴静注，標準的な希釈は4時間で点滴静注します．また，前投薬はデカドロン®（デキサメタゾン）とH_1/H_2受容体拮抗薬を併用し強化する必要があります．次頁に，具体的なレジメンオーダーについて示します．

① アロキシ®（パロノセトロン塩酸塩）0.75 mg/100 mL＋デカドロン®（デキサメタゾン）19.8 mg

② 1/1,000 液用 5%ブドウ糖液 225 mL＋オキサリプラチン（1/100 液）25 mL/1 時間

③ 1/100 液用 5%ブドウ糖液 225 mL＋オキサリプラチン（1/10 液）25 mL/1 時間

④ 1/10 液用 5%ブドウ糖液 225 mL＋オキサリプラチン（スタンダード液）25 mL

⑤ 5%ブドウ糖液 50 mL＋ステロイド＋H_1/H_2 受容体拮抗薬

⑥ スタンダード用 5%ブドウ糖液 250 mL＋オキサリプラチン 85 mg/m^2/4 時間

解 説

抗がん薬投与による HSR の症状は，悪心，頭痛，頻脈，血圧低下，皮疹，呼吸困難，眩暈，チアノーゼ，意識消失など多様であり，重症化した場合は死に至ることもあります．そのため，早期発見・早期処置が必要になります．一般的な対処方法として，HSR が出現した場合は抗がん薬の投与をいったん中止し，HSR の重症度評価（Grade 分類）を行い，再投与が可能かを判断します．また，次回の抗がん薬投与時は前投薬を強化，点滴速度の減速，希釈液の増量，レジメン変更などの検討

表1 抗がん薬と HSR/アレルギーの Grade 分類

薬剤名	症例数	Grade					詳細不明
		1	2	3	4	5	
パクリタキセル	81	0	5	53	17	5	1
オキサリプラチン	76	1	8	54	13	0	0
カルボプラチン	56	0	1	40	13	2	0
シスプラチン	25	0	0	14	11	0	0
ドセタキセル	17	0	1	10	5	1	0
L-アスパラギナーゼ	16	0	0	10	6	0	0
リツキシマブ	14	0	0	13	1	0	0
ネダプラチン	7	0	2	3	1	0	1
エトポシド	4	0	2	1	0	0	1

（清水智治ほか：Shock **22**：48, 2007 より）

が必要になります.

抗がん薬によるアレルギー反応/HSRの発現頻度についての報告[1]（表1）では，カルボプラチンは特に注意すべき抗がん薬の一つとされています．カルボプラチンは，6〜8コース目に蓄積性にHSRを発現しやすく，再発卵巣がんの場合は約12％に発現が認められています．特に，カルボプラチンを7サイクル以上投与した場合のHSR発現率は27％，7サイクル未満であれば1％未満と報告されています[2]．

実地臨床では，カルボプラチン投与後にHSRが発現した場合は，原則的に非白金系抗がん薬へ変更することが一般的です．卵巣がんではカルボプラチンがキードラッグであり，腫瘍縮小効果や症状緩和効果が得られたものの，軽度のHSRで投与中止となった場合や，白金製剤以外の抗がん薬［ジェムザール®（ゲムシタビン塩酸塩），ドキシル®（ドキソルビシン塩酸塩リポソーム化製剤），ハイカムチン®（ノギテカン塩酸塩）など］が奏効しなくなった場合など，脱感作療法が行われることがあります．

Column

☛ 脱感作療法

『卵巣がん治療ガイドライン2015年版』[3]では，カルボプラチンによりHSRを発現した場合には前投薬処置だけでは再発のリスクが高く，他剤への変更や脱感作療法を考慮するよう記載されています（推奨Grade C1）．卵巣がんにおいて，HSRのため非白金系抗がん薬へ変更する場合，特に白金感受性再発（初回治療終了後，6ヵ月以降の再発）では治療効果の面で問題となるため注意が必要です．

脱感作療法の対象となる抗がん薬には，白金系抗がん薬（カルボプラチン，オキサリプラチン，シスプラチン），タキサン

（次頁へ続く）

系抗がん薬（パクリタキセル，ドセタキセル水和物，カバジタキセルアセトン付加物）があり，複数のプロトコールで検証されています[4]．具体的なプロトコールは統一されてはいませんが，1,000倍希釈液から開始し濃度を上げていく場合が多いです．また，点滴速度は同一濃度を一定速度で持続静脈内投与する方法や，同一濃度内で投与速度を増加させる場合などさまざまです．脱感作療法を行った場合はHSRが重篤化する可能性があるため，慎重な経過観察が重要になります．

引用文献

1) 清水智治：抗癌剤によるアナフィラキシーショックの現状 アンケート調査の報告．Shock **22**：41-48，2007
2) Markman M：The dilemma of carboplatin-associated hypersensitivity reactions in ovarian cancer management. Gynecol Oncol **107**：163-165，2007
3) 日本婦人科腫瘍学会（編）：卵巣がん治療ガイドライン，第4版，金原出版，東京，2015
4) infusion reactions to systemic chemotherapy. 2015 UpToDate®

Ⅱ. 副作用とその対策

Q24 B型肝炎ウイルス（HBV）再活性化予防対策について

Key Word HBVキャリア，HBVスクリーニング，B型肝炎治療ガイドライン

がん化学療法施行患者に対するB型肝炎ウイルス（HBV）再活性化予防対策として，スクリーニングを全例で行っていますか？

2013年に『B型肝炎治療ガイドライン』[1]）がアップデートされたことと，ティーエスワン®（テガフール・ギメラシル・オテラシルカリウム配合）への「重大な基本的注意事項」に追記があったことも含め，当院でもすべての患者へのスクリーニングを検討しています．特に検査項目に関して，HBs抗原・HBs抗体・HBc抗体のすべてを検査していますか？当院の肝臓医からも指摘が入りましたので，実際の運用を教えてください．

がん有資格薬剤師 関東

Re1 全症例でスクリーニングを主治医に依頼しています．

化学療法委員会で症例をレビューしているので，検査されていない場合には改めて依頼しています．基本的にHBs抗原・HBs抗体・HBc抗体のすべてを検査しています．

病院薬剤師 中部

Re2 全例で行っています．

固形がんの化学療法でもB型肝炎ウイルス（hepatitis B virus：HBV）再活性化の報告があるためです．HBs抗原が陰性症例のみHBs抗体とHBc抗体を測定するようにしています．

測定されていない場合は疑義照会にて検査オーダーを依頼します．

しかし，HBs抗原とHBs抗体/HBc抗体を同時に測定している例もときどきみられます．HBs抗原陽性例ではそれらの抗体を測定する医学的意義はないので，保険上切られてしまう可能性があると思います．

解　説

HBV再活性化とは，HBV感染患者において免疫抑制・化学療法によりHBVが再増殖することです．すなわち，HBVに感染していても無症候性キャリアや非活動性キャリアであり，肝機能に異常がなければ通常治療適応はありませんが，このような患者に免疫抑制・化学療法を行う場合には，再活性化の有無を注意深く観察する必要があります．

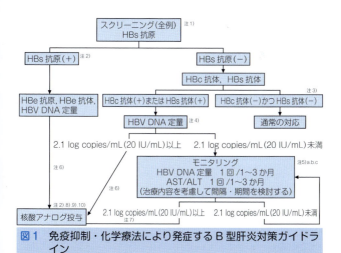

図1　免疫抑制・化学療法により発症するB型肝炎対策ガイドライン

注1〜10) は出典参照．
[日本肝臓学会(編)：B型肝炎治療ガイドライン，第2.2版，2016年5月より]

『B型肝炎治療ガイドライン』（第2.2版）[1]では「HBV再活性化のリスクを有する免疫抑制・化学療法を行うすべての患者に，治療前にHBV感染をスクリーニングする」ことが推奨されており，特に高リスクであるリツキサン®（リツキシマブ），ステロイド，フルダラ®（フルダラビンリン酸エステル）を用いる化学療法だけでなく，通常の化学療法やステロイド，免疫抑制薬，免疫修飾作用を有する分子標的治療薬による免疫抑制療法においてもリスクがあるとされています．スクリーニングおよびモニタリングは図1に従って行います．再活性化の恐れがあると認められた場合に投与する核酸アナログとしてはバラクルード®（エンテカビル水和物）が推奨されています．

Column

☛ HBVマーカー

HBsのsとはsurface（表面），HBeのeとはenvelope（最外殻），HBcのcとはcore（核）のことで，それぞれの抗原および抗体がHBVマーカーとなります．HBs抗原陽性だとHBVに感染している状態（キャリア）であり，その際にHBe抗原が陽性だとウイルス量が多く感染力が強い状態，HBe抗体が陽性だとウイルス量が少なく感染力が弱い状態を示します．HBc抗体またはHBs抗体が陽性だとHBV感染の既往があることを示します．

引用文献

1) 日本肝臓学会（編）：B型肝炎治療ガイドライン，第2.2版，2016（http://www.jsh.or.jp/files/uploads/HBV_GL_ver2.2_May30.pdf）

Q25 吃逆(しゃっくり)への対処方法と柿蔕について

Key Word 吃逆, 柿蔕, 柿のへた

> 吃逆に対する柿蔕の作り方や費用負担をどのようにしているのか教えてください.
>
> ①抗がん薬の副作用の吃逆に使う柿蔕の費用はどうしているか教えてください.また,
> ②柿蔕の煎じ方について柿蔕と水をどのくらいの量で,どの程度の時間をかけて煎じているかを教えてください.
> 水分が半分になるまで煎じるといった方法を耳にしたことがあるのですが,具体的にどのように作っているのでしょうか?
>
>

病院薬剤師

Re1 保険算定しています.

医療用の「柿蔕」を用いていますので,通常の保険で算定しています.

がん有資格薬剤師

Re2 柿蔕液の作り方です.

① 120 mL の水に,柿蔕 10 g をお茶のパックに入れ沸騰させます(温度は 300℃に設定しています).
② 沸騰したら1時間煮詰めます(温度は 150℃に設定しています).

③100 mL/日を目安にし，水薬瓶に移します（沸騰させすぎると，水の量が100 mLより減ってしまうので注意です）．

Re3
栄養部で対応しており，費用は徴収していません．

がん有資格薬剤師

10 gの柿蔕を300 mLの水に入れ，150 mLになるまで煎じています．1回50 mLを使っています．柿蔕は病院で購入していますが，栄養部が購入し，患者に提供しているので患者から費用は徴収していません．

Re4
煎じ方です．

がん有資格薬剤師

柿蔕液100 mLを作る場合，柿蔕10 gを使います．煎じ器に処方量＋100 mLの水とガーゼでくるんだ柿蔕を入れます．火力を中程度で15分煎じます．冷まして内服液の容器に入れて払い出しています．

Re5
当院は患者がネオカキックス®（一般用医薬品柿蔕湯）を購入しています．

病院薬剤師

当院ではネオカキックス®の分包品を患者自身が購入することになっています．柿蔕液のように煎じる必要はなく，また分包品なので衛生上も問題なく，ある程度保存できます．

解 説

吃逆に用いられる柿蔕液は医薬品［ウチダのシテイM®（薬価：1.44円/g）やトチモトのシテイ®（薬価：1.49円/g）など

（薬価は2016年9月時点）〕を用いることで保険請求できます．これらの添付文書には詳細な煎じ液の製剤方法の記載がありません．『病院薬局製剤』（第6版）[1]では「柿のへた煎」が掲載されており，日本薬局方に則り，柿蔕10gに精製水適量を入れ沸騰させ，30分煎じたのち，冷まし，メスアップして全量を200 mLとする手法が記載されています．投与量は施設により異なりますが，国立がん研究センター東病院では症状があるときに頓服的に1回20 mLずつ用いています．煎じ方も投与量についても各施設で異なることがメーリングリストのやり取りからもわかります．実臨床で用いられる柿蔕の煎じ液ですが，明確なエビデンスはありません．他には芍薬甘草湯，大柴胡湯，半夏厚朴湯などが化学療法誘発性の吃逆に限らず[2]患者の証に合わせて用いられます[2]．なお，*Re5* にあるネオカキックス®とは第2類一般用医薬品のネオカキックス®細粒「コタロー」であり，成分は柿蔕のほかにチョウジ，ショウキョウなどが含まれ，9包（3日分）で1,200円程度の費用となります．

Column

☛ がん化学療法における吃逆の治療の現状

吃逆が起こる機序は，中枢性，末梢性，横隔膜の直接刺激，薬剤性に大きく分類されますが，がん化学療法に伴う吃逆は，シスプラチンによるもののほかに，その予防的制吐薬として用いられるアプレピタント，デキサメタゾンなども原因となります．特に，アプレピタントは相互作用によりデキサメタゾンの血中濃度を上昇させるため，吃逆の頻度は併用により高くなる傾向にあります．吃逆への薬物療法はメトクロプラミドやバクロフェンの小規模なランダム化試験による結果，もしくはクロルプロマジン塩酸塩，ガバペンチンなどの観察研究の結果が報告されていますが，明確な治療法が推奨されておらず[3]，また，わが国では適応外の処方であり，実臨床において対応がむずか

（次頁へ続く）

しい副作用です．メーリングリスト上であげられている柿蒂液ですが，効果を他の薬剤に比較して証明した前向き臨床試験はありません．

引用文献

1) 日本病院薬剤師会：病院薬局製剤，第6版，日本病院薬剤師会，薬事日報社，東京，2008
2) 宮上 光ほか：脳神経外科領域における外来漢方 吃逆の漢方治療．Modern Physician **28**：275-279, 2008
3) Steger M et al：Systemic review；the pathogenesis and pharmacological treatment of hiccups. Aliment Pharmacol Ther **42**：1037-1050, 2015

Q26 セツキシマブによる低マグネシウム血症への対策について

Key Word アービタックス®（セツキシマブ），低マグネシウム血症，上皮成長因子受容体（EGFR）

> セツキシマブによる低マグネシウム血症へのマグネシウムの投与方法について教えてください．
>
> アービタックス®（セツキシマブ）投与による低マグネシウム血症に対するマグネシウム（Mg）の投与について，具体的な方法（薬品名，溶解液，時間，順序など）を教えてください．

関東
がん有資格薬剤師

Re1
当院では以下のように対応しています．

一般的に，低マグネシウム血症として臨床上問題となるのは 1 mg/dL 前後であるといわれているため，当院では図 1 のような対応をとることになっています．

①Mg が 1.2 mg/dL 以下（CTCAE ver.4 において Grade 2）になった場合：
- 心電図を計測（QTc 延長の有無の確認）
- 硫酸 Mg 補正液 1 A（20 mEq/20 mL）を生理食塩液 100 mL で希釈して 1 時間かけて静注

上記の補正をセツキシマブ投与後の観察期間に毎週投与を行う．

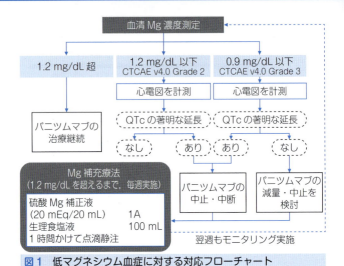

図1 低マグネシウム血症に対する対応フローチャート

②Mgが0.9 mg/dL以下（CTCAE ver.4においてGrade 3）になった場合（Grade 2で介入しても，Grade 3になってしまったとき）：QTcの著明な延長を認めたときにはセツキシマブの減量，もしくは投与の中止を検討する．

Mgの投与速度に関して，海外では「20 mEqを30分かけて投与」とする記載もあるそうですが，製薬企業に問い合わせたところ「20 mEqを1時間以上かけて投与」との回答だったため1時間に設定しています．

ほかにも，セツキシマブ投与の際はMgの測定を推奨していますが，医師の認識ではあまり重要視されていないように感じます．

解　説

低マグネシウム血症は，CTCAE（有害事象共通用語規準）ver4.0では表1のような基準となっています．具体的な症状

表1 CTCAE ver.4における低マグネシウム血症について

Grade 1	Grade 2	Grade 3	Grade 4	Grade 5
<LLN～1.2 mg/dL； <LLN～0.5 mmol/L	<1.2～0.9 mg/dL； <0.5～0.4 mmol/L	<0.9～0.7 mg/dL； <0.4～0.3 mmol/L	<0.7 mg/dL； <0.3 mmol/L； 生命を脅かす	死亡

としては倦怠感，眠気，悪心・嘔吐，食欲不振，筋肉の痙攣，ふるえ，不整脈などがあります．

セツキシマブやベクティビックス®（パニツムマブ）などの抗EGFR（epidermal growth factor receptor，上皮成長因子受容体）抗体薬（Column参照）の投与による低マグネシウム血症は臨床においてしばしばみられますが，これは抗EGFR抗体薬によるEGFR阻害作用を介して腎臓の遠位尿細管におけるMgの再吸収が阻害され，最終的にMgが尿中へ過剰に排泄されることが原因と考えられています．パニツムマブの全例調査の最終結果において，低マグネシウム血症の発現頻度は16.9%，そのうちGrade 3以上は4.0%でした．抗EGFR抗体薬における低マグネシウム血症は，治療期間の長期化でリスクが高くなり，6ヵ月以上で重症例の頻度が増すといわれています[1]．

パニツムマブの適正使用ガイド[1]では，全症例において「可能であれば毎月，少なくとも3ヵ月に1度の血中マグネシウム濃度測定する」こと，低マグネシウム血症を発現した症例では，「治療により血中マグネシウム濃度が正常値に戻ったあと，毎週測定する」ことが推奨されています．

同資料において低マグネシウム血症に対するMg補充療法としては図1のような方法が紹介されています．

- 硫酸Mg補正液1A（20 mEq/20 mL）を生理食塩液100 mLで希釈して1時間かけて静注
- 血清Mg濃度が1.2 mg/dLを超えるまで，毎週Mgの補充を行う．
- Mg補充療法を行った場合，翌週もモニタリングを実施する．

> *Column*
>
> ### ❖ EGFRと分子標的治療薬
>
> EGFR（上皮成長因子受容体）は細胞膜を貫通して存在している受容体で，HER1，ErbB1とも呼ばれており，もともと皮膚などの正常組織に発現している受容体です．
>
> 細胞増殖に関するEGFなどのシグナル伝達物質を介して，核内に転写や細胞周期の進行を進めるシグナルを伝えることで細胞の増殖を促すための働きを担っています．
>
> 近年，大腸がんや肺がん，食道がんなどにおいてEGFRが過剰に発現していることが明らかになり，このEGFRの働きを阻害することによって細胞増殖シグナルを抑制し，最終的に抗腫瘍効果を期待する研究が盛んになっています．
>
> 以前からの抗がん薬である代謝拮抗薬，DNA合成阻害薬，ビンカアルカロイドなどは，DNA合成や細胞分裂を阻害することにより「がん細胞を殺す」効果を有するのに対して，近年はがん細胞の増殖に関するシグナル伝達の流れを研究することにより，がん細胞の増殖に強く影響しているEGFRなど伝達部位の働きを抑制することによって，「増殖シグナルを抑制する」「増殖しにくい環境にする」などさまざまな働きをもった抗がん薬が出てきています．作用の違いより，前者は「殺細胞薬」，後者は「分子標的治療薬」と表現されています．
>
> 分子標的治療薬は，ターゲットとなる標的分子の機能を抑制するためにデザインされており，標的への特異性を高めるために遺伝子組み換え技術を応用した抗体製剤なども増えています．

引用文献

1) 武田薬品工業：ベクティビックス® 適正使用ガイド，第4版，2015年6月作成（http://www.vectibix-takeda.com/pdf/tekiseisiyouguide.pdf）

Q27 脱毛ケアについて

Key Word 脱毛ケア,ウィッグ,内帽子

> 化学療法から1年,発毛が回復しないのですが何か理由がありますか? またウィッグの代替品があれば教えてください.
>
> 閉経前乳がんで術後化学療法:AC療法[アドリアシン®(ドキソルビシン塩酸塩)+エンドキサン®(シクロホスファミド水和物)]→タキソテール®(ドセタキセル水和物)単独療法施行後1年以上経ちましたが,全体の1割程度しか発毛していません.治療や病気に関連する別の理由がありますか?
>
> 西日本では日差しが強いため,ウィッグは蒸れてつけられないと訴える患者が多いので,何かよい方法があれば教えてください.

病院薬剤師 関東

Re1 毛髪が回復しない理由としていくつか考えられることがあります.

化学療法のレジメン(AC療法→ドセタキセル水和物単独療法)がやはり問題なのではないかと思います.ホルモン療法を実施すると,発毛が遅れることはよくあるらしく,当院でも患者から相談を受けることがあります.もともとの髪質が柔らかいとか,毛量が少なかったなどの背景要因が影響することもありそうですし,そのうえで化学療法後にホルモン療法を行っている場合には発毛が遅くなる印象があります.市販の育毛剤を使用する患者もいます.

II. 副作用とその対策

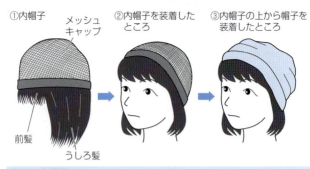

①内帽子 メッシュキャップ
②内帽子を装着したところ
③内帽子の上から帽子を装着したところ

前髪
うしろ髪

図1 内帽子

がん有資格薬剤師

Re2
内帽子（うちぼうし）を利用する患者が多いと思います．

ウィッグは暑いと訴える患者が多く，夏場は内帽子（うちぼうし）（図1）というものを使う患者をよく見かけます．内帽子は，その名のとおり帽子の中にかぶる帽子です．帽子から出るべき毛，襟足や横の毛，前髪がついた，帽子の中にかぶる帽子ようなものです．トップがメッシュになっているので楽なのと，帽子でオシャレが楽しめるというので評判です．価格も1万円以下から購入可能です．乳がん治療に関わっている看護師の中には知っている人が多いかと思います．

解 説

がんの治療の副作用として起こる脱毛を予防する方法は，現在のところ，明確なものはありません．しかし，毛根が完全に障害されてなくなることはなく，抗がん薬による脱毛は一時的なものだといわれています[1]．通常は治療終了後1～2ヵ月から再生が始まり，3～6ヵ月でほとんど回復しますが，個人差

があり，本相談のように回復が遅れることもあります．*Re1*で回答されているように，もともとの髪質やその後の継続するホルモン療法が影響しているともいわれていますが，科学的に証明されているわけではなさそうです．

引用文献

1) 滝沢　憲：脱毛とその対策．がん化学療法の副作用対策改訂版，吉田清一（監），先端医学社，東京，pp286-294, 1996

Ⅱ. 副作用とその対策

Q28 抗がん薬の重大な副作用の服薬指導について

Key Word 重大な副作用，服薬指導

> 抗がん薬の予測がしにくい致命的な副作用をどのように指導しているのか教えてください．
>
> イレッサ®（ゲフィチニブ）の間質性肺炎など，予測できる重大な副作用に関しては指導していますが，予測がしにくい致命的な副作用は，なかなか満足できる指導ができません．医師は必ずこの点を説明してインフォームドコンセントをとっているとは思うのですが，薬剤師としてどのあたりまで詳しく説明する必要があるのか悩ましいところです．

がん有資格薬剤師 関東

Re1
重大な副作用については，必要時に病院へ連絡できるよう，初期症状をしっかり説明することが大切ではないかと思います．

抗がん薬における重大な副作用はとても多く，予期できない部分まで細かく説明した場合には患者の不安を助長させてしまう恐れがあります．さらに，よく起こる副作用の説明を含めると，よけい混乱してしまう可能性があると思います．薬剤師からは患者へよく起こる副作用とその対処方法や予防対策を伝え，重大な副作用については，患者自身で初期症状を見つけて病院へ連絡する必要があるもの（たとえば息切れ，下痢，浮腫など）をしっかり説明することが大切ではないかと思います．当院では薬剤師が作った説明書を使用していますが，重大な副作用の項目より，患者自身で症状に気がついて病院へ連絡する

必要があるものを抜粋して，主に説明するようにしています．

がん有資格薬剤師

Re2
遠慮なくすぐに連絡できるような環境づくりや，患者の意識向上に努めています．

抗がん薬の予測できない副作用の説明については，確かにむずかしいところがあります．

できるだけいろいろ話してはいますが，あまりにも細かく話しすぎると，不安を助長するとともに，予測される副作用で覚えてもらいたいことなどの情報が薄まり，結果的に情報量過多になってしまいます．したがって，当院では体調に何か変化がある際には，遠慮なくすぐに連絡できるような環境づくりや，患者の意識向上に努めています．

その他（大学教員）

Re3
頻度の高い副作用の説明を省くことはできない中，それ以外の副作用の初期症状を伝えるのは現実的ではないと考えます．

私も同様に外来での業務の中で，ずっと何とかしなくてはと思っていた部分です．患者に情報提供している副作用以外にも実は重大な副作用はたくさんあります．しかしながら，患者が乗り越えなければならない，頻度の高い副作用の説明を省くことはできません．そのうえでそれ以外の副作用の初期症状を伝えるのは，より不安をあおることなり，現実的ではないと考え，患者には「その他，何かいつもと違う症状があったら，いつでもご連絡ください」と伝えるに留めていました．ところが，いざ患者から「いつもと違う症状」について相談されると，あたふたするばかりで，即座に薬剤との関連を見抜くことはできませんでした．

そこで，外来や在宅でもすぐに症状と処方薬との関連を確認できる重篤副作用早期回避オンラインシステム[1]を紹介しま

す．このシステムでは，「いつもと違う症状」が薬剤と関連する可能性をまず確認することができます．今後，副作用診断に必要な検査値情報も追加予定です．

解 説

他の医薬品と比べ，抗がん薬の多くで副作用による重篤な症状が高い頻度で発生します．抗がん薬による治療関連死は，初回治療時で1〜2%程度という見解があり，抗がん薬の種類によっては，さらに高頻度となることもあります．また，がんそのものによる症状や，抗がん薬以外の併用薬剤（他の抗がん薬を含む），放射線治療，手術に関連する合併症との区別がつきにくいため，抗がん薬の副作用のみを判定することは困難です．このため，抗がん薬は「医薬品副作用被害救済制度」の対象に含まれていないといった現状もあります．しかしながら，実際に患者に副作用が発現した場合には，速やかに症状を把握したうえで，抗がん薬による副作用の可能性について精査し，患者や他のスタッフに情報提供を行う必要があります．

重大な副作用の初期症状や好発時期，対応方法については厚生労働省の「重篤副作用疾患別対応マニュアル」[2]にまとめられています．また，*Re3*で投稿されたシステムは，第1回日本医薬品安全性学会学術大会ワークショップ1「重篤副作用早期回避のためのシミュレーションPBL（problem based learning）」で発表され，アプリの情報はウェブサイト[1]で公開されています．

Q28. 抗がん薬の重大な副作用の服薬指導について

> *Column*
>
> ### ☞「医薬品副作用被害救済制度」と抗がん薬
>
> 「医薬品副作用被害救済制度」は，サリドマイド事件やスモン事件など，社会的に大きな問題となった薬害の経験に徴して，製薬企業の社会的責任に基づき，迅速に一定の給付を行うことによって，被害者の救済を図るために創設された制度ですが，抗がん薬はその救済給付の対象外とされています[3]．抗がん薬の多くは重篤な副作用が高頻度で発現することが予想されますが，がんの治療のためにその使用が避けられないためです．また，抗がん薬は必ずしも治癒を期待できるものではなく，延命を目的として使われたり，適正な使用方法が確立していなかったりすることも多いため判断がむずかしいといった背景もあります．

引用文献

1) 小茂田昌代：重篤副作用早期回避オンラインシステム（https://jasds.jp/topic/434/）
2) 厚生労働省：重篤副作用疾患別対応マニュアル（http://www.mhlw.go.jp/stf/seisakunitsuite/bunya/kenkou_iryou/iyakuhin/topics/tp061122-1.html）
3) 抗がん剤等による健康被害の救済に関する検討会：抗がん剤の副作用による健康被害の救済制度についてとりまとめ，平成24年8月10日（http://www.mhlw.go.jp/stf/houdou/2r9852000002hew1-att/2r9852000002hezw.pdf）

第Ⅲ章
がん緩和ケア

Ⅲ. がん緩和ケア

Q29 緩和的に行う皮下輸液について

Key Word 皮下輸液, 終末期がん患者の輸液療法に関するガイドライン

 終末期患者の皮下輸液投与時の留置について教えてください.

終末期患者に対して水分補給を目的に皮下輸液を行っています. 輸液としては生理食塩液 250 mL を 6〜8 時間で投与するということなのですが, 投与後, 針は毎回抜き差ししたほうがよいのでしょうか?

それとも留置しておいてもよいのでしょうか?

関東
がん有資格薬剤師

Re1
終末期がん患者に対するガイドラインがあります.

当院において皮下輸液は経験がないのですが,『終末期がん患者の輸液療法に関するガイドライン 2013 年版』[1] が参考になると考えます. このガイドラインでは, 皮下輸液は腹壁や肋間の皮下にプラスチック製の留置針を挿入すると記載されています. また, プラスチック針であれば自己抜針された場合でも安全であると記載されています. 一方, 皮下輸液の投与終了後のロックについては, 使用する薬剤の記載はなく投与開始後 1〜4 日ごとに, ロックはせず注射針および点滴チューブを交換すると記載されています[1].

解 説

　輸液療法は身体の恒常性維持を目的とした体液の異常や体液と関連したさまざまな代謝異常の正常化のために現在の医療の基本となっており，輸液の血管内への投与が現実的には多いです．しかしながら，最近では緩和医療や在宅医療，長期療養を要するような高齢者において，静脈注射のルート確保が困難であったり，せん妄などによる静脈ルートの自己抜去により静脈輸液療法の継続が困難なことが少なくないため，水分補給を目的とした皮下輸液も選択の一つです[2]．皮下輸液の適応としては，末梢静脈からの輸液が困難な場合，患者・家族が静脈からの補液を希望しない場合，経静脈カテーテルの留置が医学的に不適当な場合および在宅や施設など介護上の理由から点滴管理が困難な場合があげられます．皮下輸液が禁忌となるのは，出血傾向のある患者や全身の浮腫の強い患者になります．また，重篤な脱水やショック状態のため24時間で3L以上の輸液投与が必要となる場合は，皮下輸液は適していません[3]．皮下輸液を行うことのメリットとデメリットは表1を参考にしてくだ

表1　皮下輸液のメリットとデメリット

メリット	●在宅および福祉施設入所患者においても比較的安全に補液が可能 ●四肢の拘束が少なく，静脈輸液よりも気になりにくい ●介護者の負担が少なくて済む ●留置が簡単で，抜針があっても再留置が容易
デメリット	●局所反応が起こりうる（発赤，硬結，疼痛） ●輸液量が限られる ●投与速度に制限がある ●輸液の投与速度が緩やかで，不安定 ●刺激性，強酸性，強アルカリ性など化学的性状によって投与できないものが多い（投与可能となる薬剤や栄養に制限がある）

［木下朋雄：コミュニティケア **13**(6)：12, 2011 より］

さい.皮下輸液の投与部位は患者の生活状況を考慮し,吸収のためのスペースである皮下脂肪があり浮腫がないところを選択することが推奨されています[4].具体的には胸部上部,腹部,大腿部に加え,場合によっては背部の皮下も選択可能です.皮下輸液はこのような部位からの投与となるため,局所の疼痛・腫脹・感染などの合併症の可能性はあるものの,中心静脈や末梢静脈からの輸液と比較して全身性合併症のリスクが少ないといえます.また,輸液経路の確保が比較的容易であり,投与方法によっては拘束される時間が軽減されるため,中心静脈や末梢静脈の確保が負担となる終末期患者に対して,安全で有効な水分補給方法であると考えられています[4].皮下から投与可能な薬剤については,添付文書上可能であるものもありますが,それ以外に経験的に使用されているものもあります(表2).刺激性の高い薬剤や,pHが極端に偏っている薬剤では疼痛や

表2 皮下投与可能な薬剤と不可能な薬剤

皮下投与可能な薬剤	●等張液:生理食塩水,5%ブドウ糖液,1・3号液,リンゲル液 ●ビタミン類 ●抗菌薬:β-ラクタム系,モノバクタム系,クリンダマイシン,アミノグリコシド系 ●抗精神病薬:ハロペリドール ●ベンゾジアゼピン系:ミダゾラム ●麻薬類:モルヒネ,ペンタゾシン ●抗コリン薬:ブチルスコポラミン ●抗ヒスタミン薬:クロルフェニラミン,ジフェンヒドラミン ●その他:メトクロプラミド,ステロイド,インスリン,ヘパリン,リドカイン,フロセミドなど
皮下投与不可な薬剤	●上記以外の抗菌薬 ●パミドロネート ●ジゴキシン ●フェニトイン ●高カロリー輸液

[日本緩和医療学会(編):終末期がん患者の輸液療法に関するガイドライン2013年版,金原出版,東京,2013より]

発赤などの原因となりやすいこともありますので，皮下投与可能な薬剤であるかは投与前に十分検討する必要があります．

皮下輸液は 24 時間かけて持続的に投与される場合もありますが，今回の質問にあるように間欠的な投与が行われる場合もあります．投与方法については，『終末期がん患者の輸液治療に関するガイドライン 2013 年版』にはテフロン針を留置し，数日ごとに場所を変更する方法や翼状針を用いて投与し，投与後に抜針する方法の記載があります．また，この他にヘパリンロックは不要で，エクステンションチューブの端にシェアプラグなどをつけて輸液ラインを外す方法も報告されています[1]．ただし，いずれにしても穿刺部周囲に発赤などの炎症所見がみられた場合は，別の部位に差し替える必要があります．

皮下輸液は昔からある輸液の投与方法ではありますが，在宅医療や緩和医療をはじめ，さまざまな場面で活用される方法となりますので，この機会にガイドラインなどの一読をおすすめします．

引用文献

1) 日本緩和医療学会（編）：終末期がん患者の輸液療法に関するガイドライン 2013 年版，金原出版，東京，2013
2) 土師誠二ほか：高齢者の静脈栄養管理．静脈経腸栄養 **22**：447-454，2007
3) Barua P et al：Hypodermoclysis；a victim of historical prejudice. Age Ageing **34**：215-217, 2005
4) 日本緩和医療学会「終末期における輸液治療に関するガイドライン作成委員会」ほか：終末期癌患者に対する輸液治療のガイドライン，日本緩和医療学会，東京，2007

Ⅲ. がん緩和ケア

麻薬の入院中自己管理について

Key Word　麻薬，入院中の自己管理，医療用麻薬適正使用ガイダンス

 麻薬の入院中自己管理について教えてください．

　患者にレスキューを自己管理してもらっている施設があれば，患者の自己管理基準や選択基準について教えてください．
　また「必要最小限の麻薬」を，何回分に設定しているかも教えてください．

がん有資格薬剤師

Re1
自己管理条件を検討し，数病棟で試験導入して開始しました．

　麻薬自己管理ですが，当院では当初は試行的にいくつかの病棟で導入しました．麻薬自己管理条件を簡単にまとめると以下のようになります．
①患者が希望している（これが一番大切です）．
②他の薬が自己管理できる（看護師が自己管理アセスメントシートをつけています）．
③本人が医療用麻薬であることを理解し，適切な管理，使用方法を知っている（薬剤師が服薬指導をします）．

　自己管理時は1日1回看護師が残数確認をしており，最大で定時服用3日分，レスキュー10回分までと決めました．自己

管理させてよい麻薬の量については，各都道府県によりまちまちのようです．

表1　入院中における患者自身による麻薬の管理

1. 入院患者による麻薬の自己管理

- 入院中の患者がみずから痛みの評価ができ，みずからの意思で服用を行うことができるなど，自己管理が可能と考えられる場合は，当該患者に最小限の量*（休日や連休時の対応のため数日分の服用薬を含む）を渡すことができる．

  *たとえば，定期的な服用薬の1日分あるいはレスキュードーズの使用が予想される1日分など．

- 患者が自己管理を行う場合，保管場所は患者の身の周りとなるので，紛失などがないよう考慮する．
- 転院などで入院患者が他の麻薬診療施設で処方を受けた麻薬を持参し，その麻薬を継続使用する場合も自己管理薬は最小限の量とする．

2. 服薬の自己管理・痛みの自己管理

- 痛みは，患者自身が感じるもので，環境変化やストレスなどにより変動する．日常生活の習慣や生活リズムは患者ごとに異なり，患者自身が医療用麻薬の正しい使い方を理解し，服薬の管理を自主的に行うことは，疼痛治療において患者のQOL（quality of life）を向上させることにつながる．
- 疼痛治療のため入院した患者では，経時的に痛みの変動や痛みの性質を確認する必要があり，患者自身による定期的な服薬の重要性の確認やレスキュードーズの把握のためにも服薬記録表の使用は有用である．
- 入院患者の場合，患者の自己記録として，服用の確認，痛みの程度，患者自身が気づいた症状が有用である．
- 食事の摂取状況や便通などは患者からの聴取を考慮する．

3. 自己管理の場合の留意点

- レスキュードーズを使用した場合，必ず報告してもらう．
- レスキュードーズの使用分や保持している服用薬を確認する．
- 保管する場所は患者さんのベッド周りの引き出しなどで紛失しない場所を考慮する．
- 自己管理していた麻薬を患者が紛失した場合，服薬の記録が適正であることを確認したうえ，紛失の経緯および自己管理継続の適否の評価をカルテに記載する（病院の管理に問題がなければ，上記以上の対応は不要）．

（厚生労働省医薬食品局監視指導・麻薬対策課：医療用麻薬適正使用ガイダンス～がん疼痛治療における医療用麻薬の使用と管理のガイダンス～，2012, http://www.mhlw.go.jp/bunya/iyakuhin/yakubuturanyou/dl/2012iryo_tekisei_guide.pdf より）

解 説

　医療用麻薬は厳格な規定のもと使用・管理される必要がある一方で，がん患者にとってはなくてはならない鎮痛薬です．また，医療者の管理のもと患者主体の適切な使用を推進することは，効果的な除痛のためにも不可欠です．このため厚生労働省は「医療用麻薬適正使用ガイダンス～がん疼痛治療における医療用麻薬の使用と管理のガイダンス～」[1] を作成し，同省ホームページで公開しています．ガイダンスの中で，入院患者の自己管理の方法と医療者側の留意点について記載された内容を**表1**に抜粋しましたので，参考にしてください．

　1回に患者に渡す量については，上記を踏まえたうえで安全に管理できる量とすべきです．そのためには，院内マニュアルの作成など，安全管理のための基盤整備が必要になります．

引用文献

1) 厚生労働省医薬食品局監視指導・麻薬対策課：医療用麻薬適正使用ガイダンス～がん疼痛治療における医療用麻薬の使用と管理のガイダンス～，2012（http://www.mhlw.go.jp/bunya/iyakuhin/yakubuturanyou/other/iryo_tekisei_guide.html）

Q31 がんの皮膚浸潤による悪臭対策について[*]

Key Word がん皮膚浸潤，悪臭，フラジール®，ロゼックス®（メトロニダゾール）

がんの皮膚浸潤による悪臭対策について教えてください．

がんの皮膚浸潤により自壊した腫瘍からの悪臭対策でよい方法があれば，教えてください．

メトロニダゾール軟膏は聞いたことはありますが，具体的な調製方法や他に有効な対策がありましたら教えてください．

がん有資格薬剤師　関東

Re1 メトロニダゾール軟膏を作っています．

フラジール®（メトロニダゾール）錠を用いて院内製剤のメトロニダゾール軟膏を作り，がんの皮膚転移・潰瘍による異臭軽減に使っています．ところで，止血目的で何かそれにさらに加えたりすることがありますか？

---

[*] 本質問は，2008年にメーリングリストに投稿された内容です．後述の解説に記載したとおり，2015年にメトロニダゾール含有のロゼックス®ゲルが承認され，がん性皮膚潰瘍部位の殺菌・臭気の軽減に使用できるようになりました．

がん有資格薬剤師

Re2
メトロニダゾール軟膏やクリンダマイシン軟膏を作った経験があります.

0.8％メトロニダゾール軟膏［メトロニダゾール錠を粉砕したもの0.8 g, マクロゴール400を20 g, ソルベース®（マクロゴール軟膏）79.2 gで合計100 g］を作りました．錠剤を粉砕したものにマクロゴール400を少しずつ入れながらよく練って最後にマクロゴール軟膏を入れて練ります．用法・用量は1日1～2回，貯法は室温保存，使用期限は6ヵ月にしていました．他に，3％ダラシン®（クリンダマイシン）軟膏があり，それはクリンダマイシン3 g, マクロゴール400が20 g, マクロゴール軟膏80 gを合わせて約100 gにしていました．クリンダマイシンはダラシン®注射液を使っていました．ちなみに痛みを伴う場合はキシロカイン®（リドカイン塩酸塩）ゼリーを10 g入れて全量を100 gとしたり，出血がある場合はアルト®（アルギン酸ナトリウム）を入れて4～5％となるようにして入れています．

病院薬剤師

Re3
モース氏ペーストを使用して効果がありました.

顔面に発生した有棘細胞がんの防臭目的とがんの進展を抑える目的でモース氏ペーストを使い，防臭効果がありました．しかし，市販されておらず院内製剤として作成する必要があり，また正常組織に炎症を起こして疼痛を惹起することもあるため，滲出液があり，異臭がある場合はカデックス®（ヨウ素）軟膏・末がよいと思います．これらは，褥瘡の分野で異臭を取り除くために使用されています．特にカデックス®末は滲出液の吸収力が高いです．

解説

メールのやり取りの中で,モース氏ペースト(皮膚がん治療として組織を化学的に固定するのに用いられる)や,メトロニダゾール軟膏に止血もしくは鎮痛目的の薬剤を加えたものなどが各施設で使用されていることがわかります.メールの内容はロゼックス®(メトロニダゾール)ゲル承認前のやり取りであるために,院内製剤であるメトロニダゾール軟膏について主に議論されています.メトロニダゾールによるがんの悪臭の適応はランダム化試験が1980年より報告があり[1],ある程度の効果がある薬剤とされています[2].海外では医療用医薬品として製品があるために治療に用いられ米国臨床腫瘍学会(ASCO)からも推奨されてきています.わが国では2014年まで院内製剤[3]に頼らざるを得ませんでしたが,ようやく2015年にロゼックス®ゲルが,がん性皮膚潰瘍臭へ保険承認を得ました.

がん性皮膚潰瘍に伴う悪臭は,がんの患部における壊死過程の代謝産物の滲出液と嫌気性菌が臭気を産生することで起こります.特に,嫌気性菌(*Peptostreptococcus* sp., *Bacteroides* sp. など)に感染すると,プトレシン,カダベリンなどの臭気物質を産生し,悪臭が発生します.がんが表面に浸潤しやすい頭頸部がんや乳がんなどで問題となりますが,これに対し,特に上記の嫌気性菌に効果がある広域抗菌スペクトルをもつメトロニダゾールの外用剤が用いられます.軟膏が使用できない場合はクリンダマイシン内服による全身投与(適用外)なども有効です.

引用文献

1) Ashford R et al:Double-blind trial of metronidazole in malodorous ulcerating tumours. Lancet **1**:1232-1233, 1984
2) Adderley UJ et al:Topical agents and dressings for fungating wounds. Cochrane Database Syst Rev **5**:CD003948, 2014
3) 日本病院薬剤師会(監):病院薬局製剤,第6版,薬事日報社,東京,2008

Ⅲ. がん緩和ケア

Q32 高カロリー輸液へのオクトレオチド酢酸塩混注について

Key Word 高カロリー輸液，サンドスタチン®（オクトレオチド酢酸塩），消化管閉塞，がん患者の消化器症状の緩和に関するガイドライン

高カロリー輸液にオクトレオチド酢酸塩を混注した経験はありますか？

がんに伴う手術不可能な消化管閉塞の患者に対して，高カロリー輸液にサンドスタチン®（オクトレオチド酢酸塩）を混注した経験があれば，詳細など教えてください．少し調べたところ，問題ないとはいえないようです（オクトレオチド酢酸塩の添付文書に高カロリー輸液との配合により残存率低下との記載あり）．ただ，患者の状況によっては混注する施設もあると考え投稿しました．ちなみに，在宅移行のために上記を検討しています．

がん有資格薬剤師

Re1
何例かルート確保の問題から高カロリー輸液に混注し，施行しましたが臨床上問題になったことはありませんでした．

以前，製薬企業に確認したところ，海外のデータでは高カロリー輸液の一部とはオクトレオチド酢酸塩の配合変化はなかったとのことでした．そこで，国内では静注での投与は適応外であること，ただし配合変化はなかったというデータがあったことを医師に報告したうえで，ルート確保の問題から何例か高カロリー輸液に混注し施行しました．結果として，臨床上問題になったことはありませんでした．ご指摘のように，現在では添付文書に配合変化があると記載されていますのでおすすめはできませんが，過去の使用経験についてお知らせします．

Q32. 高カロリー輸液へのオクトレオチド酢酸塩混注について

病院薬剤師 関東

Re2
オクトレオチド酢酸塩の適応は皮下注射のみであり，高カロリー輸液として投与すると，レセプトで切られるかもしれません．

　製薬企業の社内資料でいくつかデータはあるようです．インタビューフォームには生理食塩液，5％ブドウ糖注射液，注射用水，その他麻薬やステロイドなどとの配合変化試験結果が載っていますが，「24時間皮下投与時の使用手引き」のとおり，あくまで皮下注射を推奨しているようです．

　オクトレオチド酢酸塩の適応は皮下注射のみです．薬価が高額であるため，レセプトで切られると，とても痛い思いをするかもしれません．

がん有資格薬剤師 関東

Re3
含量低下の事実を理解し，高カロリー輸液に混注しています．

　当院ではじめてオクトレオチド酢酸塩を持続皮下注で使用した際，患者から持続注入ポンプの装着を拒否されました．そこで，1日3回の皮下注で行ったところ，その都度「痛い」との訴えがあり，高カロリー輸液に混合することを考えました．添付文書に高カロリー輸液との配合により残存率低下との記載はありましたが，主治医との協議のうえ，残存率低下の事実を理解して高カロリー輸液に混注しています．臨床上，困ったことは現在のところありません．

解 説

　オクトレオチド酢酸塩は持続性ソマトスタチンアナログであり，ソマトスタチンレセプターのうち特に SSTR2（somatostatin receptor type 2）に結合することにより，成長ホルモンおよび

各種消化液の分泌抑制作用を発揮します．効能・効果は①消化管ホルモン産生腫瘍に伴う諸症状の改善，②先端巨大症・下垂体性巨人症における諸症状の改善，③進行・再発がん患者の緩和医療における消化管閉塞に伴う消化器症状の改善です．このうち③には，1日量 300 μg を 24 時間持続皮下投与します．

消化管閉塞を発症すると，消化管内の通過障害により内容量が増大し消化管が膨張・進展します．この結果，血液循環が遮断されて酸素供給障害が生じ，消化管からの電解質や水の吸収能が低下し，さらに消化管が拡張するという「悪性サイクル」が形成され，悪心・嘔吐，腹痛，腹部膨満などの消化器症状呈するようになると考えられています．オクトレオチド酢酸塩の投与により消化管内容物を減少させ，この悪性サイクルを阻止することにより，症状を改善するとされています．

『がん患者の消化器症状の緩和に関するガイドライン 2011 年版』[1] では，がんに伴う手術不可能な消化管閉塞の患者に対して，オクトレオチド酢酸塩の投与を行うことは強い推奨とされており，抗コリン薬と比較して悪心・嘔吐を緩和させる根拠があるとされています．また，NCCN ガイドラインでは，高い有効性と忍容性から消化管閉塞の診断が確定すれば早期よりオクトレオチド酢酸塩（300〜600 μg/日）を投与することを推奨しており，投与ルートは皮下注または静注とされています．

Column

◆ 消化管閉塞と緩和ケア

消化管閉塞（イレウス）とは，器質的な異常により，口腔から肛門に至る消化管の正常な流れが妨げられることです．がんによって発生する消化管閉塞のことを悪性消化管閉塞ともいい，がん患者における悪心・嘔吐の原因の一つとなります．消化管閉塞による悪心・嘔吐の身体所見は大量，高頻度であり，

（次頁へ続く）

Q32. 高カロリー輸液へのオクトレオチド酢酸塩混注について

嘔吐後に悪心が軽減する，便秘や疝痛，腹部膨満，腸音異常を伴い，腹部腫瘤や腹水がその原因となります．消化管閉塞の存在が確定した場合，外科手術や消化管ステント留置術，経鼻胃管や経皮的内視鏡的胃瘻造設術（percutaneous endoscopic gastrostomy：PEG）の適応を検討したうえで，薬物療法としてはオクトレオチド酢酸塩，抗コリン薬，ステロイドの投与を検討します．また制吐薬には，メトクロプラミド，5-HT$_3$受容体拮抗薬，抗精神病薬，H$_1$受容体拮抗薬のいずれかを投与するとされていますが，メトクロプラミドは不完全閉塞または麻痺性で，かつ疝痛のない場合のみ用います．

消化管閉塞のある場合でも，適切な薬剤を使用しながら限られた食物を摂取できる場合があり，患者の食事に対する価値観や希望を確認したうえで，どのような食物なら摂取が可能かを，栄養士を含めた多職種チームで検討することが望ましいでしょう．部分閉塞の場合は，低残渣で低刺激の食物を，症状を観察しながら少しずつ摂取する．完全閉塞の場合は，噛んで味わう食物（ガム，グミ，スルメ，塩昆布など），または食べたい食物を味わったあとに飲み込まずに吐き出す．経鼻胃管が挿入されている場合は，経鼻胃管の通過ができる流動食やゼリーなどを咀嚼したあとに飲み込み，吸引を行うなどの方法が可能であり，患者のQOL向上を目標に行うことが重要です．

引用文献

1) 日本緩和医療学会（編）：がん患者の消化器症状の緩和に関するガイドライン2011年版，金原出版，東京，pp34-69, 2011

第Ⅳ章
がんを取り巻く制度

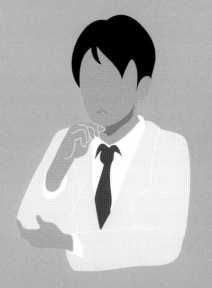

Ⅳ. がんを取り巻く制度

高額療養費制度について

Q33 Key Word 高額療養費制度，自己負担限度額

 高額療養費制度について教えてください．

最近では新規薬剤の薬価も，どんどん高額となってきています．
病院においても高額療養費制度はよく耳にするのですが，実際にどのような制度か教えてください．

薬局薬剤師

Re1
患者の経済的負担を減らす制度になります．

　私の勤めている薬局は，緩和ケア中心のため抗がん薬の処方はほとんどありませんが，高額の麻薬がたくさん処方された場合に該当することがあります．そのため，高額療養費制度を利用している方は少数ですがいます．所得や前月のレセプトによって限度額が違い，限度額を超えた分の自己負担額は免除されるという制度になります．薬局では本制度に関するポスターを貼ったりすることで，患者の自己負担が極力減るように努めています．この制度は患者の申請により使用でき，病院との合算になりますので，月により支払い金額が決定してから薬局に入金となります．そのため支払いは翌月になりますが，患者の

負担はかなり軽減されると思います.

解説

がん治療は日々進歩する一方で,分子標的治療薬をはじめとする新薬の出現により,必要な医療費も高額になっています.長期間にわたるがん治療では,身体的・精神的負担だけでなく,予想以上に医療費が高額となり,患者やその家族にとって経済的負担は大きいと考えられます.

わが国では職業によって異なっているものの,国民全員が何らかの公的医療保険に加入しています.これら保険加入者は保険証の提示で対象となる医療費が通常1～3割の負担になります.高額療養費制度は,この医療機関へ支払った自己負担額が自己負担限度額を超えた場合に,その超えた分の支給を受けられるという制度になります[1](図1).また,この自己負担限度額は年齢と所得によって異なり,1ヵ月に負担する医療費の上限になります(表1).

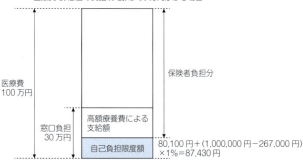

図1 高額療養費制度の概略(医療費総額と自己負担額)

[厚生労働省保険局:高額療養費制度を利用される皆さまへ(http://www.mhlw.go.jp/file/06-Seisakujouhou-12400000-Hokenkyoku/0000075123.pdf) より]

表1　年齢および所得別の自己負担限度額

70歳未満

区分		自己負担割合	自己負担限度額	
			1～3回目	4回目
標準報酬月額	83万円以上	3割	252,600円＋(医療費総額－842,000円)×1%	140,100円
	53～79万円	3割	167,400円＋(医療費総額－558,000円)×1%	93,000円
	28～50万円	3割	80,100円＋(医療費総額－267,000円)×1%	44,400円
	26万円以下	3割	57,600円	44,400円
住民税非課税者		3割	35,400円	24,600円

70歳以上

区分			自己負担割合	自己負担限度額		
				通院(個人ごと)	通院＋入院（世帯ごと）	
					1～3回目	4回目以降
標準報酬月額	28万円以上		3割	44,400円	80,100円＋(医療費総額－267,000円)×1%	44,400円
	26万円以下	70～74歳	2割	12,000円	44,400円	
		75歳以上	1割			
住民税非課税者Ⅰ[注1]			1割	8,000円	15,000円	
住民税非課税者Ⅱ[注2]			1割		24,600円	

（※2015年1月時点の制度に基づいて作成）

[注1] 年金収入のみの場合，年金受給額80万円以下など，総所得金額0の方
[注2] 住民税非課税者Ⅰ以外の方

　高額療養費の申請手続きには，①事後に手続きを行う場合（高額療養費を支給申請する場合）と②事前に手続きを行う場合（限度額適用認定証を利用する場合）の2種類があります（図2）．

1. 事後に手続きを行う場合（高額療養費支給申請する場合）

　この場合は，医療機関や調剤薬局の窓口において各保険により決まった負担額（1～3割負担）の医療費を支払います．1ヵ月の自己負担額が自己負担限度額を超えた場合，高額療養費の

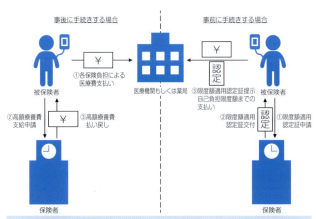

図2 高額療養費制度の概要（高額療養費支給申請をする場合と限度額適用認定証を利用する場合）

支給申請を各自がそれぞれ加入している保険者［健康保険組合，協会けんぽ（全国健康保険協会），共済組合，国民健康保険など］へ申請し，保険者から自己負担限度額を超えた医療費が払い戻されます．この場合，いったんは自己負担限度額を超えた医療費を医療機関に支払い，3ヵ月程度あとに自己負担限度額を超えた分の差額が払い戻されるという制度となっています．

2. 事前に手続きを行う場合（限度額適用認定証を利用する場合）

これはすでに医療費が高額になることがあらかじめわかっている場合に，おすすめの手続きです．各自がそれぞれ加入している保険者に，「限度額適用認定証」の交付を申請してもらいます．交付後は，受診時に限度額適用認定証を医療機関，薬局などに提示すると，同月内の支払を自己負担限度額までに留めることができます．事前に手続きを行う場合は，事後に手続きを行う場合に比べ窓口での支払いは自己負担限度額内にとどめられるため，一度に用意する費用が少なくて済むことになります．また，70歳以上の方は限度額適用認定証がなくても保険

証と高齢受給者証を提示することで，窓口での支払いが自己負担限度額までになります．

高額療養費制度は個人だけでなく，生計をともにしている家族が同時に病気になった場合にも活用できます．この場合，「世帯合算」という特例にあたります．0歳未満で構成されている1世帯において，医療機関などへの1ヵ月の支払った自己負担額が21,000円を超えるものが2件以上ある場合，世帯内（1人の場合でも可能）で合算することができ，その合計が自己負担限度額を超えた場合は，その医療費を合計して申請でき，高額療養費の払い戻しを受けられます．また，70歳以上のみの場合は，1ヵ月内で同じ保険に加入していると医療費を合算することができ，高額療養費に該当する部分が戻ってきます．

今回は高額療養費制度の概要について解説しましたが，年齢や職業，所得によって自己負担額などが異なっており，やや複雑な制度となっています．各医療機関や地域にはこういった分野に詳しい医療ソーシャルワーカー（medical social worker：MSW）がいますので，相談をしてみるのもよいと思います．

引用文献

1) 荒井保明(編)：あなたが受けられる抗がん剤治療—気になる副作用とかかるお金，主婦の友社，東京，pp130-131, 2013
2) 厚生労働省保険局：高額療養費制度を利用される皆さまへ（http://www.mhlw.go.jp/file/06-Seisakujouhou-12400000-Hokenkyoku/0000075123.pdf）

Q34 病院での外来経口抗がん薬服薬指導について

Key Word 経口抗がん薬, 薬剤師外来, がん患者指導管理料3

> 外来における経口抗がん薬指導について教えてください.
>
> 現在, 院外処方の経口抗がん薬について, 外来で薬剤師による説明を検討中です. 薬剤師外来という形はむずかしいので, 初回は医師の診察後, 2回目以降は医師の診察前に薬剤師との面談時間を設定する予定です.
> 場所の確保や医師との連絡方法, 説明や文書の内容, がん患者指導管理料3の算定など課題は山積みですが, すでに運用している病院で導入時の問題点や現状などを教えてください.

病院薬剤師 関東

Re1
全症例はむずかしいですが, 薬剤の種類により対応しています.

外来患者への指導は, 院内の他の業務, 退院指導の徹底(退院時の栄養情報提供や, 薬薬連携), 入院患者に対する薬剤管理指導の徹底, 病棟薬剤業務実施加算などが先の課題となっており, 全症例実施は現実的に程遠い印象です. XELOX療法[ゼローダ®(カペシタビン)+オキサリプラチン]が増えたため, 注射用抗がん薬の調製数が減ったことを導入理由に, カペシタビンの指導から始めています.

IV. がんを取り巻く制度

がん有資格薬剤師

Re2
薬剤師や他の医療スタッフ，患者の負担増がないよう業務の流れに配慮しました．

導入の準備では「ずっと続く業務にする」を基本コンセプトとし，なるべく院内外来のスタッフが連携しやすい流れにすることを第一目標にしました．その結果，既存のシステムと導線をそのまま薬剤師外来へ導入しました．流れは，患者が「病院受付→薬剤師外来→医師外来に行く」（たとえば，患者が病院内で耳鼻科外来に行った次に眼科外来に行く，といった動きと同じです）としました．新しい流れを独自でつくるのもよいのですが，浸透するまで時間もかかってしまいます．また，当院は看護師も医師も異動が多いので，煩雑なシステムだと続かないと感じていました．

外来クラークを含めて，患者を誘導するスタッフに無理がかかると，結局患者に迷惑をかけてしまうので，導入時に一番考えたのは無理のない患者誘導です．医師への伝達方法は電子カルテの患者ページのメッセージ欄に端的に記載します．診察の前に書き込まなくてはならないので，時間との勝負です．

病院薬剤師

Re3
薬剤師の観点で患者の安全確保のための管理指導をすべきかと思います．

当院では，医師は時間的にがん薬物治療の詳細を説明するだけの余裕はありませんので，薬に関してはすべて薬剤師に任せるというスタンスです．また，ケアに関することは看護師，治療費に関する説明は医療ソーシャルワーカー（MSW）の役割になっています．医師が説明する内容と，薬剤師が薬学的な専門知識をもって説明する内容はまったく異なり，薬剤師としての観点で，患者の安全を確保するための管理・指導を行うべき

だと思います．併用薬の確認，投与スケジュール，内服薬の服用方法，主な副作用とその対応，重篤な副作用の説明……など，患者に渡す文書の内容も，医師のものとは違うと思います．算定にあたっては認定取得者が行う必要性があったりと，いくつか縛りがありますが，がん患者の安全が最優先と考え，薬剤師としてやるべきことをやり，自信をもって算定してよいのだと思います．

解　説

　病院薬剤師と外来患者との接点は近年減ってきており，特に経口抗がん薬のみを院外処方されるケースでは，患者の動線を考えると院内で薬剤師との面談するチャンスはほとんどありません．また診療報酬の面からも，入院患者中心の業務体系とならざるを得ません．しかし，平成 26（2014）年 4 月の診療報酬改定により，「がん患者指導管理料 3」が算定可能となり，条件を満たせば外来での指導にも診療報酬が算定されることとなりました．これは医師または薬剤師が抗がん薬の投薬または注射の必要性などについて文書により説明を行った場合に，患者 1 人につき 6 回に限り 200 点が算定できるものです．算定にかかる薬剤師としては 5 年以上の経験および 3 年以上の化学療法歴，40 時間以上のがんに係る適切な研修を修了し，がん患者に対する薬剤管理指導の実績を 50 症例以上有するものであることが要件となっており，具体的にはがん専門薬剤師，がん薬物療法認定薬剤師，外来がん治療認定薬剤師のいずれかを有することとなっています（都道府県により薬剤管理指導の実績提出を求められる場合もあります）．がん患者指導管理料 3 はこれまでの服薬指導のように文書を渡して簡単に説明することを想定しているのではなく，がん領域の薬剤師ががん薬物療法を効果的に実施し，副作用を未然に防止，または軽減するため

に患者にしっかり向き合うことを期待されている点数だと思われます．

この制度は，看護師が患者の心理的不安軽減目的で面接を行った場合に算定できる「がん患者指導管理料2」とともに新設されたものであり，趣旨としては薬剤師ががん患者の治療を医師，看護師と共同してトータルでサポートすることの重要性を表しているものと思われます．

すなわち，がん患者指導管理料は，がん領域の薬剤師にとって，とても期待されている点数だと考えられます．今回の点数は，薬剤師を主体的に考えて評価されたものです（中央社会保険医療協議会の議論では医師が担当することを想定した議論はされなかったそうです）．ただ，最終的に診療報酬として書き上げる段階では医師が加わったため，5年以上の経験がある医師が算定することは可能になりました．この点数は，文書を渡して簡単な説明をすることを想定していません．がん薬物療法を効果的に実施し，副作用を未然に防止，または軽減するために患者にしっかり向き合って，はじめてこの点数の意義があります．ぜひ，薬剤師がやることの違いをみせたいところです．

また，外来患者と接するタイミングも，「薬剤師外来」といわれる形で，医師の診察前に面談し，副作用モニタリングの結果や処方提案を診察前の医師に提供するスタイルが近年増えてきています．患者全例への対応がむずかしい場合でも，介入に優先順位をつけ，たとえば抗がん薬新規導入患者，高齢者，十分な副作用ケアが必要な薬剤を使用中の患者などを優先的に行うなどの工夫も必要となります．さらに業務として成功させるにあたっては，医師や看護師との十分な協力体制の確保もポイントなるでしょう．

Q35 病院におけるレジメン審査の組織，手順について

Key Word レジメン審査，キャンサーボード

> 病院において，化学療法レジメンを審査する体制はどうなっていますか？
>
> 化学療法レジメンは病院にて審査が行われて登録していくようですが，その審査会とはどのようなメンバーで構成されていますか？また，どのような審査手続きをとるものなのか教えてください．

がん有資格薬剤師　関東

Re1
レジメンの審査は，「外来化学療法加算1」の算定要件となっています．

　当院では呼吸器外科部長を委員長に，内科系の医師が2人，外科系の医師3人に薬剤師4人，看護師4人，医事事務員1人で構成されております．各診療科から新たに提出されたレジメンが標準治療から逸脱していないかなどを審査するほか，外来化学療法室の運営に関する内容など安全に化学療法を提供できる体制を議論する委員会となります．当院の場合は，おおむね月に1回開催されています．議論される内容の幅は病院ごとに違いはあるものの，レジメンの妥当性を検討するのには薬剤師の力が欠かせない分野であると思います．

Ⅳ. がんを取り巻く制度

病院薬剤師

Re2
当院は薬剤部で叩き台を作成し，審査をしています．

施設内でのレジメン審査ですが，当院では叩き台となる案を薬剤部内で作成し，化学療法センター長（医師），内科医師，外科医師，認定看護師，薬剤師で構成される化学療法委員会に提示して，臨床試験のエビデンスデータを踏まえた検討・修正を行い，仕上がったレジメン案をキャンサーボードでプレゼンののち，承認となります．

解 説

化学療法レジメンの審査は外来化学療法加算1を算定する際に施設基準で設置が求められています．施設基準（6）に次頁のように記載されています．

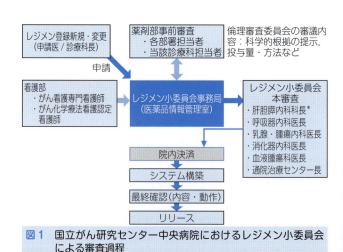

図1 国立がん研究センター中央病院におけるレジメン小委員会による審査過程

*薬事委員長

Q35. 病院におけるレジメン審査の組織，手順について

> 実施される化学療法のレジメン（治療内容）の妥当性を評価し，承認する委員会を開催していること．当該委員会は，化学療法に携わる各診療科の医師の代表者（代表者数は，複数診療科の場合は，それぞれの診療科で1人以上（1診療科の場合は，2人以上）の代表者であること．），業務に携わる看護師および薬剤師から構成されるもので，少なくとも年1回開催されるものとする．

委員会の構成員として「化学療法に携わる各診療科の医師の代表者」であることが求められているほか，看護師，薬剤師が含まれることも必須となっています．エビデンスの確認はもちろんですが，実運用時における細かな配慮は，薬剤師の関わりが大変重要であるといわれています[1,2]．「少なくとも年1回」という開催頻度は，化学療法を多く行わない施設でも体制を整えるべきであることから，配慮されているものと思われます．がんセンターなどレジメンを多く扱う施設では，委員によるいわゆる持ち回り審査が先行して行われ，後日定例の委員会で報告されることが多いようです（図1）．

Column

- **キャンサーボード**

キャンサーボード（図2）とは，手術，放射線治療および化

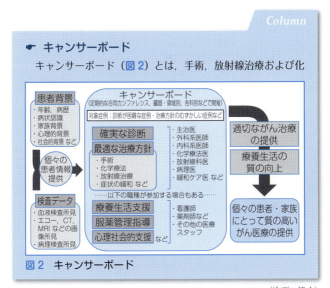

図2 キャンサーボード

（次頁へ続く）

> 学療法に携わる専門的な知識および技能を有する医師や，その他の専門医師および医療スタッフなどが参集し，がん患者の症状，状態および治療方針などを意見交換・共有・検討・確認などするためのカンファレンスです．がん診療連携拠点病院の指定要件として，キャンサーボードの設置および定期的開催が位置づけられています．

引用文献

1) 松尾 宏一ほか：平成24年度学術委員会学術第3小委員会報告 外来化学療法における薬剤師の業務展開に関する調査・研究．日病薬師会誌 49：796-800，2013
2) 樋口順一ほか：抗がん剤レジメン管理ガイド，じほう，東京，2008

Q36 がん患者の就労支援について

Key Word がん患者，就労支援，復職支援

> 📧 **職員のがんの就労・職場復帰のシステムについて教えてください．**
>
> 　当院では医師不足により，がんの治療を他院で行う職員が増えてきました．そこで，当院の就労・職場復帰システムなどの構築を考えています．職員のがんの就労・職場復帰のシステム構築の経験があれば，教えてください．
> 　また，就労・復職支援に薬剤師がどのように関わっているかも教えてください．

がん有資格薬剤師

Re1
具体的な就労・職場復帰システムは構築できていませんが，「『がん就労』復職支援ガイドブック」というものがあるようです．

　当施設にはがん就労のマニュアルやシステムはありませんが，がんの治療後に復職している職員はいます．その場合，個々の職員の考えを尊重しつつ，施設で利用できる制度を利用して，オーダーメイドに対応している状況のように思います．「『がん就労』復職支援ガイドブック」[1]では，産業保健スタッフが職員の病状や治療スケジュールを踏まえたうえで，本人の気持ちや体調を確認して，職場の環境を整えるよう具体的なステップが示されています．

Ⅳ. がんを取り巻く制度

病院薬剤師 関東

Re2
一般的な職場で働く方々は本当に大変な思いをしているのだろうとより深く思いました.

当院も質問者の施設と同様,医師不足でがんの治療が行われなくなり,がんの治療に習熟したスタッフも減っています.その中で,がんの治療をしながら就労する職員への対応を行う場合,的外れな心配をしすぎたり,デリケートな面を気づいてあげられなかったりする場面が多くなってきました.結局,医療機関といえども,がんの治療を行っていなければ,がんの治療や患者を理解できないのだと感じています.本来,がんの治療が身近であるはずの医療機関でさえ,このような状況なので,一般的な職場で働く方々は本当に大変な思いをしているのだろう,とより深く思えるようになりました.

薬剤師が外来,入院,保険薬局などの場で,患者の生活を大切にしながらサポートする場面がどんどん増えると,当然就労のサポートもより増えていくでしょう.安心して治療に立ち向かい,やりがいを感じてお仕事できるように見守っていけるとよいですね.

解 説

がん就業者がもつ多くの課題について,2010年より厚生労働科学研究(高橋都班)「働くがん患者と家族に向けた包括的就業システムの構築に関する研究」が開始されており,がん就業者復職支援について「『がん就労』復職支援ガイドブック」[1]にまとめられています.また,その後の研究結果については「がんと就労」ホームページ[2]に掲載されています.がん治療の進歩による生存率の向上により,職場の中でがんに罹患したあとも就業を継続していく労働者の数は,今後ますます増加してい

表1 がん患者の就労支援に役立つ5つのポイント

1. 患者さんの仕事に関する情報を十分に集めます
2. 患者さんの悩みに対して，医療職が幅広くサポートします
3. 患者さんの希望に応じて受診や治療ができるように配慮します
4. 仕事を継続しながら治療ができるよう，治療による仕事への影響について十分に説明します
5. スムーズに職場に復帰できるような工夫や職場（上司や同僚）の理解を得るためのアドバイスをします

（厚生労働省がん臨床研究事業：実例に学ぶがん患者の就労支援に役立つ5つのポイント．http://first.cancer-work.jp/wp-content/uploads/2011/10/5point.pdf より）

くことが予想されます．しかし一方で，がんに罹患した就業者の75％は就業継続を希望しているにもかかわらず30％前後[1]が退職に至っているとされており，がん就業者に対するサポートは十分とはいいきれません．また治療を継続するにあたり経済的問題が生じることも考えられます．さらに，就業を継続できたとしても，術後補助療法のための定期的な通院や治療に伴う副作用への対応が必要であり，職場の理解が求められるにもかかわらず，「がん」に対する職場での偏見も含め，がん就業者は多くの課題の中で働くこととなりえます．

「がんと就労」ホームページに掲載されている「実例に学ぶがん患者の就労支援に役立つ5つのポイント」（表1）には，がん治療に関わる医師向けに就労支援の具体的事例がまとめられており，薬剤師にとってもわかりやすい内容となっています．

Column

● がんサバイバーシップと薬剤師

がんサバイバーシップとは，がんの診断・治療後に暮らしていくことを表します．がんサバイバーとはがんの告知を受けた個人がその生涯をまっとうするまでを意味し，その家族，友人，ケアにあたる人などもその影響を受けるため，サバイバーに含まれるとされています．1986年に米国のNational Coalition

（次頁へ続く）

for Cancer Survivorship (NCCS)[3] が打ち出した概念であり，「がんに関わるすべての人々へ質の高いがん医療の提唱」を理念として活動を続けています．わが国でも2005年頃よりいわゆる「がん難民」が社会問題となり，2006年には「がん対策基本法」[4] が成立しました．なお，がん対策基本法に基づき策定された「がん対策推進基本計画」では，専門的にがん診療を行う薬剤師もがん治療チームの一員として位置づけられました．2012年からのがん対策推進基本計画では，重点的に取り組むべき課題に，「働く世代や小児へのがん対策の充実」が加わり，がん患者の就労を含めた社会的問題について，がんになっても安心して働き暮らせる社会の構築を目指すとされています．現在のところ，この問題に対する薬剤師の役割は明確にされていませんが，抗がん薬やその他の支持療法薬の服用に際して，患者の仕事や生活の状況を具体的に把握したうえで，副作用の出現時期から治療スケジュールを調整する，起こりうる副作用や避けたほうがよい業務（力仕事や時間外勤務など）について具体的に説明を行う，仕事の継続をためらう患者に対しては，仕事の継続が可能であることを伝える，生活環境や通勤方法を把握し感染症のリスクを確認するなどといった，普段から行っている服薬指導を充実させることが，がんサバイバー支援の重要な一助となっています．

引用文献

1) 厚生労働科学研究（高橋都班）「働くがん患者と家族に向けた包括的就業システムの構築に関する研究」産業医科大学産業医実務研修センター：「がん就労」復職支援ガイドブック（http://ohtc.med.uoeh-u.ac.jp/cancer.pdf）
2) 平成26年度厚生労働省がん対策推進総合研究事業「働くがん患者の職場復帰支援に関する研究 ―病院における離職予防プログラム開発評価と企業文化づくりの両面から」班：がんと就労（http://www.cancer-work.jp）
3) The National Coalition for Cancer Survivorship（http://www.canceradvocacy.org）
4) 厚生労働省：がん対策推進基本計画の概要．平成24年6月（http://www.mhlw.go.jp/bunya/kenkou/dl/gan_keikaku01.pdf）

Q37 適応外のレジメン審査について

Key Word レジメン審査,適応外使用,公知申請

📧 **適応外のがん化学療法レジメンは,どのように審査されますか?**

適応外の化学療法レジメンは,院外のどのような委員会で審査されていますか?
通常のレジメン審査とは異なる手続きがありますか?

病院薬剤師

Re1
通常のレジメン審査とは,異なる手続きとなります.

　レジメン審査委員会の審議前に研究倫理審査委員会(institutional review board:IRB)での承認を必要としています.IRBの承認が得られたレジメンがレジメン審査委員会で審議され,承認の流れになります.ただし,公知申請の事前評価が終了し,薬事承認上は適応外であっても保険適用の対象となるものについては,通常のレジメン審査で対応しています.

Ⅳ. がんを取り巻く制度

がん有資格薬剤師 関東

Re2 別の体制で審査を行っています.

適応外レジメンの審査は,薬事委員会の委員長(医師)1人,委員(医師)3人,薬剤部長1人が,治療としての正当性,妥当性や倫理性を個別に審査します.その審査報告を踏まえて薬事委員会委員長と病院長が最終判断を行い,承認されるという流れです.レジメン委員会は院内で使用するレジメンとして(オーダリングに)登録するか否かの審議を行う委員会のため,適応外レジメンの審査は,別の院内システムとなっています.

解 説

近年のがん薬物療法は,新たな治療が日々進歩しているため,新しい治療法が保険適用に間に合わないことや,希少な症例(レアケース)などにおいては,保険適用を有していないことも多く,添付文書に記載のない「適応外使用」を実施することがあ

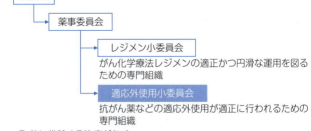

図1 適応外使用を管理する組織の例

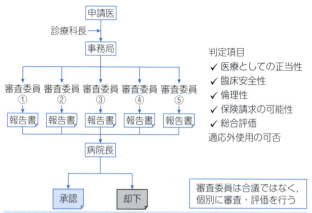

図2 適応外使用審査の手続きの例

ります．しかしながら，抗がん薬は安全域の狭い薬剤であることから，その使用の妥当性や倫理的な配慮を十分に検討が必要になります．また，高額な薬剤はときに医療施設の経営に大きな影響を与えることから，抗がん薬の適応外使用は院内における第三者評価を受けて実施されることが望ましいと考えられます．その方策として，*Re1* の施設では倫理審査委員会の承認，*Re2* の施設では独自の適応外使用審査体制（図1，2）を構築して対応していることが紹介されました．薬剤費用の負担をどのようにするか具体的な対応については，各施設の事情などにより異なります．

Column

> ● **適応外使用**
>
> 　適応外使用とは，すでに承認・販売されている医薬品を承認されていない効能・効果，あるいは，用法・用量で使用することを指します．わが国において販売されていないものについては「未承認薬」として適応外使用とは異なる取り扱いとなります．

（次頁へ続く）

IV. がんを取り巻く制度

　一部の適応外使用については社会保険診療報酬支払基金が設置している「審査情報提供検討委員会」において検討され，保険請求が認められています．これは「保険診療における医薬品の取扱いについて」（昭和55年9月3日付保発第51号厚生省保険局長通知：いわゆる55年通知）により，有効性および安全性の確認された医薬品（副作用報告義務期間または再審査の終了した医薬品）が薬理作用に基づき処方された場合として対応されています．検討結果については，社会保険診療報酬支払基金のホームページで公開されています．

☛ 公知申請

　公知申請（こうちしんせい）とは，承認済医薬品の適応外処方について科学的根拠に基づいて医学薬学上公知であると認められる場合に，臨床試験の全部または一部を新たに実施することなく効能または効果などの承認が可能となる制度です．以下の3つの場合いずれかに該当すると，公知申請を行うことができるとされています（厚生省健康政策局研究開発振興医薬安全局審査管理課長：適応外使用に係る医療用医薬品の取扱いについて．平成11年2月1日より）．

①外国において，既に当該効能又は効果等により承認され，医療における相当の使用実績があり，その審査当局に対する承認申請に添付されている資料が入手できる場合

②外国において，既に当該効能又は効果等により承認され，医療における相当の使用実績があり，国際的に信頼できる学術雑誌に掲載された科学的根拠となり得る論文又は国際機関で評価された総説等がある場合

③公的な研究事業の委託研究等により実施されるなどその実施に係る倫理性，科学性及び信頼性が確認し得る臨床試験の試験成績がある場合

　なお，薬事・食品衛生審議会において公知申請を行っても差し支えないと事前評価された医薬品ついては，薬事承認前であっても保険適用として取り扱うことになります．

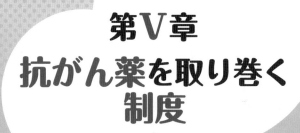

第Ⅴ章
抗がん薬を取り巻く制度

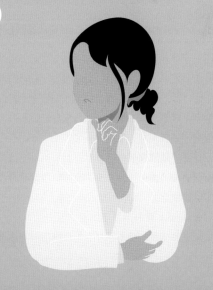

V. 抗がん薬を取り巻く制度

Q38 抗がん薬調製環境の清掃について

Key Word　清掃, 掃除機, テゴー51®(アルキルジアミノエチルグリシン塩酸塩), 注射剤・抗がん薬無菌調製ガイドライン, 抗がん薬調製マニュアル

 抗がん薬の調製室の清掃方法について教えてください.

　抗がん薬の調製室の清掃方法はどうしていますか？　掃除機は, 汚染を拡散する可能性があり個人的には必要ないと考えていますが, 清掃時に掃除機を使用していますか？　書籍などを調べてみると乾燥した集塵モップで乾拭きしてから, テゴー51®(アルキルジアミノエチルグリシン塩酸塩)消毒液で床を清拭するとあるのですが, 経験があれば教えてください.

Re1　掃除機は使用せずに, 普通に掃除しています.

　ディスポーザブルの家庭用集塵用モップで掃除して, 週に1回程度水拭きしています. 掃除機は使用していません. 集塵モップで拭いておけば, 特に掃除機は必要ないと考えています. 当院では安全キャビネットを製剤室に設置しているので, 埃が舞うと院内製剤の調製ができなくなってしまうという理由もあります. 高カロリー輸液調製用のクリーンルームでは調製使用後にアルキルジアミノエチルグリシン塩酸塩消毒液を使用して床を掃除しています.

　個人的には抗がん薬の調製場所がクリーンルーム内であれば, アルキルジアミノエチルグリシン塩酸塩消毒液を使用して

掃除する意義もあるのかもしれないと思いますが，当院の抗がん薬調製用の安全キャビネットは，クリーンルーム内ではなく無菌性の保たれていない普通の場所にありますので，頑張って床掃除を行ったとしても翌日の業務時には無菌性が保たれているとは思えないため，そこまでは行っておりません．

病院薬剤師 関東

Re2
定期的に業者が清掃しています．

業務終了時にディスポーザブルの家庭用集塵用モップ（クイックル®ワイパー）をかけることにしています．また，清掃業者が定期的に清掃しています．関連病院では業務終了後に乾拭きをして，その他に週に2回はアルキルジアミノエチルグリシン塩酸塩消毒液で拭いていました．また定期的に業者による清掃が入るそうです．ちなみに掃除機はかけていませんでした．

解 説

『注射剤・抗がん薬無菌調製ガイドライン』[1]では，抗がん薬の無菌調製に関して，汚染リスク1（Column 参照）に準拠した無菌性の保持と抗がん薬による曝露に対して細心の注意を払うべきであることが記載されており，設備および装置とその管理においては，以下のような対応が推奨されています．

- 他の業務から隔てられた専用の区域で行う（無菌室である必要はない）
- 汚染部位の抗がん薬を失活させる前にアルコールによる清拭をしない
- 管理区域を定期的に清掃する　など

具体的には「床面の清掃は清潔な布による水拭きでよいが汚染のひどい場合には両面界面活性剤による清掃消毒を行う．消

毒用エタノールによる床の消毒は床面を傷つける危険性や，清掃担当者のアルコール吸入の観点から推奨しない」と記載されており，必ずしも消毒薬を用いた清掃が必要であるとは限りません．

しかし，汚染リスク2以上の場合は「管理区域内の床は少なくても1日1回消毒すること」が推奨されているため，抗がん薬調製用の安全キャビネットがクリーンルームに設置されている場合にはアルキルジアミノエチルグリシン塩酸塩消毒液などを用いた消毒が必要になると考えられます．また，『抗がん薬調製マニュアル』(第3版)[2]では調製後の床などの清掃について「施設の業務手順書に従い，定期的に清掃する．特別な薬液による清掃は必要ない」と記載されています．また，これらのガイドラインに掃除機に関する記載はありませんが，注射薬の無菌調製という観点からは調製環境に汚染を持ち込むリスクにつながることを懸念して，使用しない施設が多いようです．

最後になりますが，前述の『抗がん薬調製マニュアル』(第3版)[2]では「本指針は抗がん薬の院内取扱い全般について示したもの」であり，指針を参考にして各施設の状況に合わせて，抗がん薬調製時の防御道具，抗がん薬調製手順，調製後の環境清掃の手順，廃棄の処理，抗がん薬曝露時の対処方法を盛り込んだ「抗がん薬取扱いマニュアル」を作成することが望ましいと記載されています．

Column

☞ 投与形態による調製時の汚染リスク分類

『注射剤・抗がん薬無菌調製ガイドライン』[1]では患者への投与形態に基づいて無菌製剤が表1に示すように3つに分類され，それぞれに対応が解説されています．潜在リスクが最も低

(次頁へ続く)

い投与形態のものを汚染リスク1とし，汚染の危険度がより高い場合を汚染リスク2，さらに複数の患者に使用することを目的として調製した製剤や，無菌性を保証できない薬物を溶解もしくは混合して調製された製剤は汚染リスク3と定義されています．

表1 投与形態による調製時の汚染リスク分類

汚染リスク1 すべてを満たす場合	①室温において保存され，調製後28時間以内（調製から投与までのタイムラグ4時間を含む）にすべて投与される． ②冷蔵庫に7日未満保存され，24時間以内にすべて投与される． ③市販されている無菌の医薬品を，無菌バッグ内に滅菌された連結管等を用いて閉鎖系で注入し調製した製剤． ④0.2μmに相当するフィルターを通して投与されるTPN製剤．
汚染リスク2 いずれかに該当	①冷蔵庫保存期間が7日を超える製剤，あるいは室温で保存され，調製後28時間を超えて投与される製剤． ②0.2μmに相当するフィルターを通さず投与されるTPN製剤．
汚染リスク3 いずれかに該当	①非滅菌成分を含む製剤，または滅菌製剤であってもビーカー，メスフラスコ等の開放容器により混合された薬液を混合調製後に滅菌して投与する製剤． ②滅菌された薬液を無菌的に複数の単位に分注して多数の患者に投与する製剤．

［日本病院薬剤師会(監)：注射剤・抗がん薬無菌調製ガイドライン，薬事日報社，東京，p7 表3, 2008より］

引用文献

1) 日本病院薬剤師会(監)：注射剤・抗がん薬無菌調製ガイドライン，薬事日報社，東京，2008
2) 日本病院薬剤師会(監)：抗悪性腫瘍剤の院内取扱い指針 抗がん薬調製マニュアル，第3版，じほう，東京，2014

V. 抗がん薬を取り巻く制度

Q39 抗がん薬曝露防止用品について

Key Word 抗がん薬曝露，個人防護具，がん薬物療法における曝露対策合同ガイドライン

抗がん薬調製時，無菌調製用密封アイソレーターを利用すれば個人防護具は装着しなくてもよいでしょうか？

抗がん薬調製時，安全キャビネットでは室内汚染は完全に防げないため曝露リスクがあります．

無菌調製用密封アイソレーターを使用すれば，曝露リスクを完全になくすことが可能でしょうか？

病院薬剤師 関東

Re1 個人防護具の使用は必要と考えます．

無菌調製用密封アイソレーターを使用した場合，汚染された空気が装置外へ拡大することはありません．しかしながら，装置内および点滴バックなどは汚染されているため，個人防護具は必要です．

解説

抗がん薬の曝露対策について，医療従事者（医師，看護師，薬剤師など），医療関連サービス業者（リネンの洗濯，薬剤運搬など），廃棄物処理業者，在宅医療従事者などを対象に，『が

ん薬物療法における曝露対策合同ガイドライン 2015 年版』[1] が刊行されました.

抗がん薬の曝露とは,人体や環境が抗がん薬に曝露され,意図的ではなく何らかの経路で体内に入り健康被害を及ぼすことを意味します.特に,曝露の可能性が高い経路には皮膚粘膜吸収,経口摂取,気道吸入などがあげられます.一般に注射用抗がん薬は,その大部分が無色透明であり曝露の有無を確認することは不可能です.さらに,常温において揮発しやすい抗がん薬［エンドキサン®（シクロホスファミド水和物）,イホマイド®（イホスファミド）,トレアキシン®（ベンダムスチン塩酸塩）など］もあるため,抗がん薬に汚染された空気の管理も重要となります[2].

基本的な曝露予防対策を実施するために,ヒエラルキーコントロールといった職業上の危険性の曝露を排除または最小限にするためのリスクマネジメント概念を活用することが有用です（図1）.ヒエラルキーコントロールに基づき,個人防護具（レベル4）としてガウン,キャップ,手袋（二重）,保護メガネ（フェイスシールド,ゴーグルなど）,マスクを装着し,調製者と抗がん薬を一時的に隔てます.また,抗がん薬調製時の換気

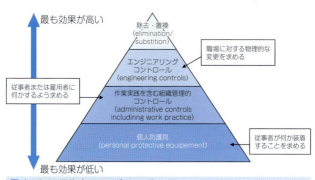

図1 ヒエラルキーコントロール

(https://www.osha.gov/dte/grant_materials/fy10/sh-20839-10/hierarchy_of_controls.pdf より)

V. 抗がん薬を取り巻く制度

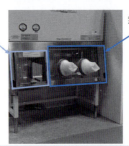

図2 無菌調製用密封アイソレーター
(日科ミクロン株式会社,http://www.nikkamicron-mukin.com/)

装置として安全キャビネット/無菌調製用密封アイソレーター(レベル3)を使用します.さらに,抗がん薬の調製時だけでなく職業性曝露の防止目的に閉鎖式薬物移送システム(closed system drug transfer device:CSTD)(レベル2)を導入することが推奨されており,これまでBDファシール™やChemo-CLAVE®などが発売されています(Q44参照).

抗がん薬は,変異原性,発がん性,催奇形性(出生異常)など非常に有害な性質をもっているため,さらに曝露のリスクを軽減させるため無菌調製時に作業者と抗がん薬を物理的に完全に分離することができる無菌調製用密封アイソレーター(図2)が開発されました.無菌調製用密封アイソレーターは,抗がん薬の無菌調製エリアとパスボックスで構成されています.また,無菌調製エリア内は陰圧状態ですが,CSTDを使用し曝露対策をさらに強化することが必要と考えます.

引用文献

1) 日本がん看護学会ほか(編):がん薬物療法における曝露対策合同ガイドライン2015年版,金原出版,東京,2015
2) 日本病院薬剤師会(監):注射剤・抗がん薬無菌調製ガイドライン,薬事日報社,東京,2008

Q40 抗がん薬投与後の生理食塩液フラッシュについて

Key Word 血管炎・血管痛，ファルモルビシン®（エピルビシン塩酸塩），血管外漏出

 エピルビシン塩酸塩の血管炎対策について教えてください．

ファルモルビシン®（エピルビシン塩酸塩）の血管炎対策として，50 mL の生理食塩液に溶解して全開で点滴したいと相談されました．この方法で血管炎を軽減できるのでしょうか？

関東
病院薬剤師

Re1
5％ブドウ糖液 50～100 mL に溶解して全開で点滴静注しています．

当院では看護師による抗がん薬のワンショット静注はできないことになっているので，医師だけでなく看護師も投与可能な点滴静注を選択しています．静注の抗がん薬を外来で施行する場合は，特に規定がない限り 50～100 mL に溶解または希釈し全開で点滴静注すると，院内プロトコール審査委員会で統一されています．また，エピルビシン塩酸塩の先発品と後発品の溶解度および pH の違いについて，添付文書やインタビューフォーム，学術論文を参考にしながら血管炎対策を検討しています．

解説

抗がん薬に限らず，薬剤の経静脈内投与では点滴の針が入った周囲，または点滴の針が入っている血管から血流方向に向かって血管に沿い痛みが出現することがあります．このような点滴部位の痛みや血管痛には，点滴の針による刺激や抗がん薬自体の刺激によって血管の内側が炎症を起こして出現する痛み（静脈炎）と，抗がん薬の点滴漏れによって血管の外側の皮膚に強い炎症や障害を引き起こすために出現する痛み（血管外漏出）があります．痛み以外の症状として，血管に沿った発赤，針先周囲の発赤・腫れが起こります．また，さらに悪化した場合は，まれに皮膚の傷害部位が壊死を起こし，点滴をしていた部位の周囲が動かしにくくなる場合があります．そのため，抗

表1 抗がん薬の血管外漏出のハイリスク要因

血管の脆弱性	●高齢（血管の弾力性や血流量の低下） ●栄養不良 ●肥満（血管が見つけにくい） ●糖尿病 ●化学療法を繰り返している
投与量・投与速度	●投与量が多い，または投与速度が速い
注射部位	●頻繁に静脈の穿刺を受けている部位 ●抗がん薬の反復投与が行われている血管 ●採血や静脈の確保の際，すでに1回穿刺をした血管 ●輸液などすでに使用中の血管 ●循環障害のある四肢の血管（病変や手術の影響で浮腫や静脈内圧の上昇を伴う患側肢の血管） ●以前に放射線治療を受けている部位の血管 ●腫瘍浸潤部位の血管 ●創傷瘢痕がある部位の血管 ●ごく最近，皮内反応を行った部位の下流の血管（皮内反応部位で漏出が起こる） ●24時間以内に注射した部位より遠位側の血管 ●肘関節，屈曲部など曲げるとずれやすい部位の血管 ●血流量の少ない血管

（中川靖章：医の歩み 246：607，2013 より）

表2 血管外漏出と静脈炎の鑑別

	フレア反応	静脈炎	血管外漏出
特徴	●局所のアレルギー反応 ●主に痒み ●痛みや灼熱感は少ない	●静脈の炎症 ●うずくような痛み ●しめつけ感	●血管外組織の炎症や壊死 ●注射部位に灼熱感
皮膚色	●血管に沿ってしみ状,しま状 ●蕁麻疹状の紅斑	●血管に沿った紅斑 ●あるいは暗い色に変色する	●針周囲に紅斑
腫脹	●あまりない	●あまりない	●しばしば起こる
逆血	●通常あり(常にあるわけではない)	●通常あり(常にあるわけではない)	●通常ない(あってもわずか)

(中川靖章:医の歩み 246:607,2013 より)

がん薬投与前に血管外漏出時の組織傷害性がどの程度あるのか確認する必要があります[1].抗がん薬の血管外漏出時のハイリスク要因を表1に,血管外漏出と静脈炎の鑑別を表2に示します[2].

前述した各抗がん薬の組織傷害の分類のほかに,pH,濃度,浸透圧,物理的・化学的性質,調製時の輸液量,投与速度,投与経路なども血管炎・血管痛の一要因と考えられます.特に,実臨床で問題となる代表的な抗がん薬に,エピルビシン塩酸塩,アドリアシン®(ドキソルビシン塩酸塩),ジェムザール®(ゲムシタビン塩酸塩),ダカルバジン,ナベルビン®(ビノレルビン酒石酸塩),オキサリプラチンなどがあります.

実際の対処方法ですが,原因によりさまざまで,溶解液・希釈液の変更,希釈液のボリュームアップ,抗がん薬調製後の輸液中にステロイドを混注(pHの調整と抗炎症作用),点滴時間の短縮または延長,ホットパックを利用(血管拡張作用),点滴経路全部を遮光(光分解により発痛物質が生成)などがあります.特に,抗がん薬と他剤を混合する場合は配合変化を生じる可能性があること,後発品は先発品と配合可否が異なる可

能性があることに注意が必要です．

引用文献

1) 宮城悦子ほか：がん化学療法クリティカルポイント対応マニュアル，じほう，東京，2013
2) 中川靖章：【抗がん剤外来治療コンセプトシート2013】抗がん剤の外来治療と注意点 総論と背景 安全管理の重要点 総論．医のあゆみ **246**：607-612，2013

抗がん薬の粉砕や簡易懸濁について

Q41

Key Word テモダール®（テモゾロミド），簡易懸濁，抗がん薬曝露，がん薬物療法における曝露対策合同ガイドライン

嚥下困難患者での抗がん薬の投与方法について教えてください．

テモダール®（テモゾロミド）カプセルでの化学療法を継続している脳腫瘍（Column 参照）患者がいます．最近嚥下困難で薬が飲みにくいとの訴えがあり，投与方法を検討しています．抗がん薬の脱カプセルや粉砕，簡易懸濁を行った経験があれば，教えてください．

また，粉砕の可否についての基準や調剤時に気をつけていることがあれば併せて教えてください．

がん有資格薬剤師

Re1
当院でも悩んでいます．

当院ではテモゾロミドでの経験はありませんが，嚥下困難患者に対してサレド®（サリドマイド）カプセルを簡易懸濁して服用させたことがありました．投与の際は投与者の抗がん薬への曝露を考えて，シリンジを使い捨てにして対応していました．現在のところ，抗がん薬の粉砕や簡易懸濁による経管投与についての明確な基準は当院ではありません．その都度，適宜対応しています．患者のことを思えば粉砕や簡易懸濁を行うべきだと思いますが，医療従事者の曝露を考えると，リスクの高いものは行うべきでないとの意見も院内では出ており，どうすべきか悩んでいます．

V. 抗がん薬を取り巻く制度

病院薬剤師

Re2
酸性溶液に懸濁させると崩壊・懸濁性が良好のようです．

テモゾロミドの脱カプセルは行っていませんが，嚥下困難患者への投与の報告はあります．『薬剤師目線でマスター がん薬物療法の管理』[1] によれば，テモゾロミドを酸性の溶液に懸濁させると，崩壊・懸濁性も良好なようです．具体的には100%りんごジュースにテモゾロミドを入れて，40℃くらいのお湯で湯煎と記載されています．

解 説

抗がん薬はがんに対する治療効果だけでなく，ヒトに対する毒性ももつ薬剤で，特にその扱いには注意が必要です．わが国では，日本病院薬剤師会が抗がん薬の毒性（変異原性，催奇形性，発がん性）などをまとめ，抗がん薬の取り扱い時の危険度分類が示しています[2]．近年，抗がん薬調製時の曝露防止には安全キャビネットなどの調製環境整備，個人防護具の装着を含む調製手技の修得に加えて，閉鎖式接続器具の有用性も報告されています．こういった報告をもとに，2010年度診療報酬改定においては「無菌製剤処理料 イ．閉鎖式接続器具を使用した場合100点」が新設され，閉鎖式接続器具の使用に対して診療報酬もついています．このような背景があるため，抗がん薬に対する曝露防止というと注射用抗がん薬に意識が向きがちではありますが，最近では経口抗がん薬の種類も多く，治療に用いられる機会も増えてきています．それとともに，今回のように嚥下困難な患者に対する内服抗がん薬の粉砕や脱カプセルを検討する機会はあるかもしれません．経口抗がん薬の粉砕における環境曝露については，2012年Wakuiらが，エンドキサン®（シ

クロホスファミド水和物）の錠剤を粉砕したとき，空気中にシクロホスファミド水和物 76〜1,577 ng/sample が飛散していたという結果を報告しています[3]．このことから，経口抗がん薬の粉砕や脱カプセル時の環境汚染や調製者の体内曝露は起こりうることだと考えられます．そのため，経口抗がん薬は原則粉砕・脱カプセルは行わないことが望ましいと考えます．

一方，日常臨床では嚥下障害のため錠剤やカプセルをそのまま服用することが困難な患者や経管投与を必要とする患者も多く存在しています．そういった状況に対する解決案の一つとして簡易懸濁法があります．抗がん薬の簡易懸濁を行う際には，その抗がん薬の特性を十分に理解しておく必要があります．メールで例として上げられているテモゾロミドは，日本病院薬剤師会における危険度としては「Ⅰ」に分類され，薬剤の性質としては酸性領域では分解されないことと[4]，水道水や代表的な市販飲料水での安定性についての報告があります[5]．これらの報告をもとに，*Re2* にもあった酸性溶液（りんごジュースやスポーツドリンク）を温めたものにテモゾロミドカプセルごと入れて簡易懸濁を行ったとの報告があります[1]．

簡易懸濁法は粉砕や脱カプセルを行うよりは薬剤の損失や変質のリスクを回避することもでき，比較的安全に投与が可能であると思います．最近では成書にて簡易懸濁に必要な薬剤の性質などの情報が得られる場合もあります．ただし，簡易懸濁法を行う際には曝露防止のために，ある一定の準備や手技が必要というだけでなく，調製者や投与者（自宅であれば患者家族の場合もある）への曝露も起こりうることに注意が必要です．そのため，経口抗がん薬の簡易懸濁法を導入するかどうかは薬剤ごとだけでなく，症例ごとに判断する必要があると思います．外来で簡易懸濁法を導入する方針となったら，簡易懸濁法に必要な環境整備と患者家族に対しても指導を行う必要があります．抗がん薬の調製から投与後の曝露対策については，『がん

薬物療法における曝露対策合同ガイドライン2015年版』を一読することを推奨します.

Column

← 原発性脳腫瘍

脳腫瘍は原発性と転移性能腫瘍に分類されます. 原発性脳腫瘍は他のがんとは異なり, TNM分類がありません. それに代わり, 原発性脳腫瘍では病理結果をもとにWHO分類により悪性度でGrade I〜Ⅳに分類されます. 良性腫瘍のほとんどがGrade I, 悪性脳腫瘍がGrade Ⅱ〜Ⅳに分類されます.

← 膠芽腫

膠芽腫(glioblastoma)はWHO分類Grade Ⅳに分類される原発性脳腫瘍で, 標準治療は放射線+テモゾロミド療法施行後, テモゾロミドによる維持療法を施行します. 放射線とテモゾロミドの併用期間中は, ニューモシスチス肺炎のリスクが高く, リンパ球数にかかわらず予防的措置をとる必要があります. 予防としては現在のところST合剤やペンタミジンイセチオン酸塩, アトバコンが用いられます.

引用文献

1) 増田佳織:簡易懸濁法を利用した抗がん薬の服用. 薬剤師目線でマスターがん薬物療法の管理, 遠藤一司(監), pp51-60, 南山堂, 東京, 2012
2) 日本病院薬剤師会(監):抗がん薬の取り扱い基準. 抗悪性腫瘍剤の院内取り扱い指針 抗がん薬調製マニュアル, 第3版, じほう, 東京, pp254-333, 2014
3) Wakui N et al:Determination of exposure of dispensary drug preparers to cyclophosphamide by passive sampling and liquid chromatography with tandem mass spectrometry. J Oncol Pharm Pract **19**:31-37, 2012
4) Denny BJ et al:NMR and molecular modeling investigation of the mechanism of activation of the antitumor drug temozolomide and its interaction with DNA. Biochemistry **33**:9045-9051, 1994
5) Kodawara T et al:Evaluation of stability of temozolomide in solutions after opening the capsule. Yakugaku Zasshi **129**:353-357, 2009

閉鎖式薬物移送システムについて

Q42

🔑 Key Word　閉鎖式薬物移送システム（CSTD），抗がん薬曝露

 ファシール™輸液アダプタとルートとの接続方法について，トラブル対処事例などがあれば教えてください．

ファシール™輸液のアダプタの青い部分（接続筒）は，ゴム栓になっておらず筒状です．ルートのプラスチック針の根元部分の太いところ（図1）までねじ込まないと簡単に抜け落ちてしまいます．プラスチック針が抜けてしまうと，抗がん薬を含む輸液が漏れ出てしまい危険です（図2）．現在，院内の一部のみで使用していますが，安全に病院全体に広げられるか疑問です．トラブル対処事例などがあれば教えてください．

関東
病院薬剤師

Re1
薬剤師が構造を把握し，看護師への情報提供・注意喚起によって対応しています．

　ファシール™を取り扱う看護師，薬剤師，外来看護師長が集まり，サンプル品で差し込みを実際に行い周知徹底しました．ここで現場から「固すぎるので薬剤部でプライミングまでしてほしい」と要望がありましたが，どうしてもできないようであれば検討するとして実際はしませんでした．この対策以降は漏れた事例はゼロです．ケモセーフ®に切り替える話もでましたが，テルモ製の付属ルートを使用しなくてはならず，当院採用の輸液ポンプが他社のものであるため，切り替えの話は途中で終わりました（使用頻度もそれほど高くないため，その後その話は出ませんでした）．当院でのファシール™導入にあたって

V. 抗がん薬を取り巻く制度

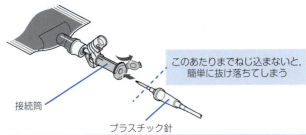

図1 ファシール™のアダプタとプラスチック針の接続方法
(BDファシール™輸液アダプタ添付文書より)

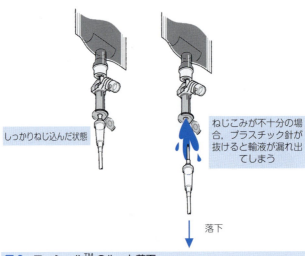

図2 ファシール™のルート落下

の反省点は以下のとおりです.
- 差し込みの重要性について,看護師・薬剤師がはじめからわかっていなかった.
- 薬剤師がファシール™の構造をよく理解していなかった.
- 導入後に問題がなくても,偶然うまくいっている可能性もあるため,導入後の確認も重要.

調査を進めていくと，ルート付け替え時，ファシール™ からルートを普通に抜いていたという衝撃の事実もわかりました．これについてもファシール™ の意味や払い出し箋に注意喚起を行うなどで対応しました．また薬剤師側としても投与に関することは看護師がよく知っているだろうという認識が強すぎるため，投与という点がノーマークになりやすいこともわかりました．

北海道
がん有資格薬剤師

Re2
Lコネクタを採用し，プラスチック針は直接輸液ボトルへ刺しています．

当院でもサンプルでのデモンストレーション時に，看護師が刺したプラスチック針が抜けたことがありました．調製終了時に薬剤師がプライミングすることも考えましたが，結局，当院ではLコネクタを採用し，プラスチック針は直接輸液ボトルへ刺しています（図3）．Lコネクタのほうが安く，薬剤師の業務を増やさないようにしました．

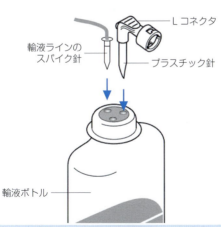

図3　Lコネクタを利用した場合の輸液とルートの接続
（BDファシール™ Lコネクタ添付文書より）

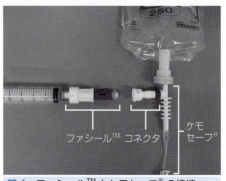

図4 ファシール™とケモセーフ®の接続
(埼玉県立がんセンター薬剤部 中山季昭先生より提供)

病院薬剤師 関東

Re3
調製にはファシール™を，投与にはケモセーフ®のルートを使用します．

調製時とボトルつなぎ替え時の曝露防止を兼ねて，調製にはファシール™を，投与にはケモセーフ®のルートを使用しております．ファシール™とケモセーフ®は，ファシール™の"コネクタ"を使用することで，容易につなげることができます(図4)．このような形で用いると，投与時に薬液を漏らすほうがむずかしくなりますので，新人看護師が用いても安全性は著しく向上します．ただ，費用がかさむのがネックです．とりあえず，当センターではエンドキサン®（シクロフホスファミド水和物）に限り黙認されています．

解 説

閉鎖式薬物移送システム(closed system drug transfer device：CSTD）とは，抗がん薬の曝露から医療従事者を守るための器具で，曝露問題に対する危機感の強い海外において広まったも

Q42. 閉鎖式薬物移送システムについて

のが，わが国にも導入されました．現在，わが国では主に表1に示すような器具が使用可能です．この質問で話題となっているファシール™システムは，わが国に最初に導入されたCSTDであり，「完全」閉鎖式と呼ばれるタイプであるため，広く流通しています．問題となっているのは，正しく差し込まないと輸液に接続するアダプタとルートの接続部分が抜けやすいということです．ここが抜けてしまうと，輸液の底に穴が空いたような状態になり，抗がん薬を含む輸液が漏れ出てしまいます．

Re3 において，ファシール™とケモセーフ®を組み合わせた投与を提案しています．ファシール™は従来，抗がん薬の調製時の曝露を防ぐための器具でした（現在は投与中の曝露対策として，プライミングセット・輸液セット・スパイクセットといった製品が利用可能になっています）．それに対し，ケモセーフ®は当初から調製から投与までの全般において曝露を防止するという考えで作成された器具です．ただし，バイアル内の圧力調整にはフィルターを利用しており，外部と気体の往来があるため，揮発した抗がん薬の流出が防げないのでは，と敬遠されるケースもあります（この判断には，流出量も考慮して慎重に考える必要があります）．ファシール™はバイアル内の気体がバルーン内での往来しかなく，外部に漏れないため「完全」閉鎖式と呼ばれ，最も気密性が高いと考えられています．そのため，ファシール™とケモセーフ®を組み合わせて用いる

表1 わが国で利用可能なCSTD

	圧力調整	メーカー
BDファシール™	外型バルーン	日本ベクトン・ディッキンソン
ChemoCLAVE®	内型バルーン	パルメディカル
ケモセーフ®	フィルター	テルモ
ネオシールド	トランスファー	ジェイ・エム・エス
エクアシールド	シリンジ内置換	アルゴキュアシステム
TEVADAPTOR®	フィルター	テバ製薬

ことで，揮発性薬剤の調製時の流出を防ぎつつ，投与中の曝露も防ぐことができると考えられます．ただ，現在は前述のようにファシール™にも投与中の曝露を防ぐ製品があり，またその他にも新たなCSTDが発売されているため，さまざまな選択肢があります．それぞれの製品の特性や，自施設の状況を考慮し，看護師とも相談しながら対策を決めて行くことが重要です．

Q43 携帯型ディスポーザブル注入ポンプの取り扱いについて

Key Word 5-FU®（フルオロウラシル）持続投与，携帯型ディスポーザブル注入ポンプ（インフューザーポンプ），希釈液量

 インフューザーポンプ使用のフルオロウラシル持続投与における，希釈液の充填量について教えてください．

（代理投稿：Q13 参照）

現在 FOLFIRINOX 療法を予定している患者がいます．通常5-FU®（フルオロウラシル）のインフューザーポンプ内への希釈は，医療機器企業提供の希釈表を参考に調製します．しかし，今回の患者は 1,200 mg/46 時間と低用量で，この表の範囲外になってしまいます．そのため希釈液量（5%ブドウ糖液）をどの程度にして調製を行うべきか検討しています．このようなケースでの経験や参考症例などがあれば，教えてください．

Re1 希釈液量と濃度は線形となるものもあります．

インフューザーポンプが特定できないのですが，バクスター社の SV2.5 と仮定して回答します．

このタイプのポンプの場合，希釈液量と濃度は線形となるようで，フルオロウラシル 1,200 mg ですと，計算上は 91.8 mL 程度の生理食塩液を加えればよいようです．5%ブドウ糖液で希釈する場合には計算式が異なります（当院は生理食塩液希釈のため手元に情報がありません）．

しかし実際のところは，人の身体に対するものですので計算どおりにはいきませんし，ポンプ自体に±10%の誤差があるのですから，時間どおりに落ちるわけがありません．計算どお

りにいかないかもしれませんが，理論値に近づける方法です．

ただ，FOLFIRI/FOLFOX療法の考案者であるde Gramontも，「通常の誤差範囲である±10%を超える誤差が生じることがあるが，治療効果に影響を与えるものではない」と述べています．実際に海外ではそこまで調節していない施設も多いことに起因するようです．そのような中で確立してきた治療効果のエビデンスですから，可能な範囲で調節すればよいと考えます．

解 説

現在，大腸がんの治療に使用されるFOLFIRI療法やFOLFOX療法，膵がん治療に使用されるFOLFIRINOX療法では，フルオロウラシルの46時間持続投与が必要となります．この46時間持続投与を行う際に必要な器材に，携帯型ディスポーザブル注入ポンプ（以下，ポンプ）があります．外来化学療法を行ううえで，このポンプは必要不可欠となります．一定の速度で収縮するように設計されたバルーンリザーバーの中に薬液を充填すると，規定の流速のまま微量持続注入が可能です．抗がん薬のほか，鎮痛薬，麻酔薬などを充填することにより，術後疼痛，がん性疼痛を有する患者に使用することも可能です．

ポンプには公称流量が設定されていますが（例：2.5 mL/時や5 mL/時など），フルオロウラシルを注入した場合，その内容液の粘稠度の変化により注入速度も大きく変化することが確認されています[1]．さらにFOLFIRI療法やFOLFOX療法，FOLFIRINOX療法における46時間持続投与のフルオロウラシルは2,400 mg/m^{2}と設定されているため，患者ごとにより注入するフルオロウラシル量が異なります．このため薬液の濃度に応じた希釈液量を調整して使用することが投与時間の順守につながるものと考えられます．製品ごと，濃度ごとの至適希釈液量については，各ポンプの製造販売元で確認することができます．

Q43. 携帯型ディスポーザブル注入ポンプの取り扱いについて

> *Column*
>
> ### ● 携帯型ディスポーザブル注入ポンプの流速の変化
>
> 　携帯型ディスポーザブル注入ポンプはさまざまなメーカーから販売されていますが，多くの施設で用いられているバクスター社のインフューザーポンプ（SV シリーズ，LV シリーズ）を例に，注意点を紹介します．ポンプはバルーンの収縮により生じる内圧により作動することから，もともと精度限界があり，規定流速±10% の精度で薬液が注入するように設計されている[2]ことをまず念頭に置く必要があります．また，希釈液については，基準となる温度（LV5 および LV10 では 31.1℃，他のポンプでは 33.3℃）において，5%ブドウ糖液を使用した場合に規定流速で作動するように設計されており，「希釈液として生理食塩液を使用した場合は規定流速より 10% 速くなる」点も注意したいところです[2]．
>
> 　ポンプの装着位置については，「流速はバルーンリザーバーと，末端部ルアーロックが同じ高さにあるとき，最適条件となり，バルーンリザーバーより 2.54 cm 低い場合，約 0.5% 遅くなり，2.54 cm 高い場合，約 0.5% 速くなる」ことが添付文書にも記載されており[2]，ポンプ装着位置にも注意が必要です．さらにポンプ本体の温度管理も流速に影響を与えます．ポンプのチューブ先端部の「流速制御管」の温度管理が重要とされており[3]，温度が 1℃低下すると約 2.3% の速度低下，逆に 1℃上昇すると 2.3% の速度上昇が添付文書に記載されているため[2]，季節ごとによる投与状況（残液の状況）の確認も必要となるでしょう．
>
> 　これらの注意点を踏まえ，治療時の患者への指導を行っていく必要があります[3]．

引用文献

1) 日本病院薬剤師会(監)：携帯型ディスポーザブル注入ポンプの調製．抗悪性腫瘍剤の院内取扱い指針　抗がん薬調製マニュアル，第 3 版，じほう，東京，p63, 2014
2) バクスター：バクスターインフューザー添付文書，2009 年 12 月 1 日改訂（第 10 版）
3) 杉浦伸一ほか：安全な薬剤投与のための医療材料の選び方・使い方，じほう，東京，pp109-114, 2010

V. 抗がん薬を取り巻く制度

抗がん薬の破損時の対処について

Q44

Key Word スピルキット, Surface safe™, 次亜塩素酸ナトリウム, チオ硫酸ナトリウム, 注射剤・抗がん薬無菌調製ガイドライン, がん薬物療法における曝露対策合同ガイドライン

 抗がん薬の破損時の対処について教えてください.

施設内で抗がん薬を破損, またはこぼしてしまった際の対応について教えてください.
ガイドラインでは 2%次亜塩素酸ナトリウム水溶液と 1%チオ硫酸ナトリウム水溶液による清拭が推奨されているようですが, どのような対応をしていますか？

がん有資格薬剤師

Re1
市販の台所用漂白剤を使用しています.

一般に市販されている台所用漂白剤（キッチンハイター® など）には次亜塩素酸ナトリウムが含まれているため, 汚染部位を台所用漂白剤で清拭したあとにチオ硫酸ナトリウムを溶解した水溶液で清拭しています.

また, すでに上記の液が染み込ませてある Surface safe™（2011 年に販売中止, Column 参照）というキットも市販されているので, これをスピルキット（Column 参照）と一緒に設置しています. Surface safe™ の次亜塩素酸ナトリウムガーゼには界面活性剤が含まれているのですが（拭くと結構泡が残ります）, 市販の台所用漂白剤にも界面活性剤が含まれているた

め，当施設ではあえて台所用漂白剤を使用しています．

病院薬剤師

Re2
Surface safe™ を使用予定です．

当初は市販されている台所用漂白剤（キッチンブリーチなど：次亜塩素酸ナトリウム，界面活性剤を含有）で拭きとったあとに，さらに水拭きしていましたが，ガイドラインでチオ硫酸ナトリウム水溶液での清拭が推奨されるようになったため，試薬のチオ硫酸ナトリウムを購入予定でした．しかし，実際の運用を検討している際に，投与中の抗がん薬のラインが抜けてしまったケースにおいて看護師も使用する可能性があることが議論されたため，最終的には手早く簡便に処理することができるように Surface safe™ の購入を決めました．

解 説

『注射剤・抗がん薬無菌調製ガイドライン』[1]では「床，作業台などが汚染した時は，ゴム手袋で手指を覆い，汚染箇所をペーパータオルなどで外側から中心に向かって拭き取る．さらに無毒化剤で拭き取る．拭き取りに使用したタオルなどは基準に従い廃棄する」ことが強く推奨されています．無毒化の際には「0.3 M 水酸化ナトリウム液を用い，2回以上水拭きする．汚染した薬剤の種類によって 2%次亜塩素酸ナトリウムおよび 1%チオ硫酸ナトリウムを使用する」ことが推奨されています．ただし，次亜塩素酸ナトリウムをステンレス表面に使用することは腐食の原因となるため一般的には禁じられており，安全キャビネットやアイソレーター内での使用については製造元の確認が必要であるとされています．

その他，『抗がん薬調製マニュアル』（第3版）[3]では抗がん薬

による汚染時の処置として「被曝者に対する緊急措置の方法，汚染環境の清掃方法などについて施設ごとに実施可能が方法をあらかじめ定めておく」としており，汚染が起こる前に対応の検討および職員への周知が推奨されています．さらに同マニュアルでは抗がん薬による床などの汚染時には処理を速やかに実施するためのスピルキット（Column参照）を常備しておくこと，キットの中には使用方法を示した手順書を同封することが指針として示されています．また無毒化には次亜塩素酸ナトリウムと界面活性剤を含有した市販の台所用漂白剤を使用している施設もあるようです．

次亜塩素酸ナトリウムの濃度について，『注射剤・抗がん薬無菌調製ガイドライン』[1]に2％と記載があり，『がん薬物療法における曝露対策合同ガイドライン2015年版』[3]では「一部のHazardous Drugsの不活化に5.25％次亜塩素酸ナトリウムが有効であることが確認されている」と記載があります．また『抗がん薬調製マニュアル』(第3版)では6％と記載されています．抗がん薬の不活化に関する出典元が表記されているという点において，『がん薬物療法における曝露対策合同ガイドライン』の5.25％という数値が妥当であるように思います．

Column

◆ 抗がん薬による汚染時に使用するキット（スピルキット）

抗がん薬の調製時の飛散や投与時の漏出によって汚染が発生した際に，汚染の拡大防止と処理者の曝露を防止するために処理用具（ゴム手袋，ガウン，ビニールエプロン，ゴーグル，マスク，タオル，吸着シートやパッド，汚染物を回収するためのシールが厚いビニールバッグなど）をまとめたセットをスピルキットと呼びます．種々のガイドラインにて調製を行う作業環境にはスピルキットを常備し，汚染発生時には即時に対応できるようにしておくことが推奨されています．スピルキットとし

(次頁へ続く)

Q44. 抗がん薬の破損時の対処について

て市販されていますが,同等の品目をセット化することで代用も可能です.

☞ 抗がん薬汚染時の中和キット

回答にありましたコヴィディエン社の Surface safe™ は2011年に販売中止となっており,現在はニプロ社のトリプルクリン®を用いる施設が多いようです(図1).トリプルクリン®は抗がん薬によって汚染された部位の中和のために,①次亜塩素酸ナトリウム,②チオ硫酸ナトリウム,③水酸化ナトリウムの3剤それぞれの含浸されたシートがセットとして販売されている製品です.①含浸シートで汚染部位を拭き取り,1分放置後に同じ部位を②含浸シートで拭き取り,①を中和還元する.さらに1分放置後に③含浸シートで同様に清拭きし,最後に水拭きして作業完了となります.1セットで約60 cm四方のエリアを拭き取ることが可能です.

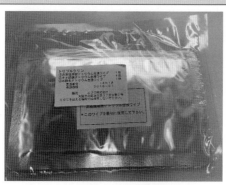
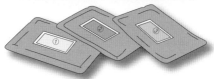

①次亜塩素酸ナトリウム,②チオ硫酸ナトリウム,③水酸化ナトリウム

図1 トリプルクリン®(ニプロ社)

V. 抗がん薬を取り巻く制度

引用文献

1) 日本病院薬剤師会(監):注射剤・抗がん薬無菌調製ガイドライン,薬事日報社,東京,2008
2) 日本病院薬剤師会(監):抗悪性腫瘍剤の院内取扱い指針 抗がん薬調製マニュアル,第3版,じほう,東京,2014
3) 日本がん看護学会ほか(編):がん薬物療法における曝露対策合同ガイドライン2015年版,金原出版,東京,2015

Q45 抗がん薬治療中患者の小児との接し方について

Key Word 抗がん薬曝露,薬物動態,がん薬物療法における曝露対策合同ガイドライン

> 経口抗がん薬服用中の患者の汗や涙に接触した場合,曝露の影響を配慮すべきでしょうか?
>
> 経口抗がん薬の服用を開始する患者の妻が出産することになりました.患者は,抗がん薬が汗や涙から排泄されることを知り,子どもとの接触に不安を抱いています.
> どのようなアドバイスが必要でしょうか?

Re1
汗や涙に含まれる抗がん薬はきわめて微量であると予想されるため,日常生活では影響は少ないと考えます.

抗がん薬の汗や涙への排泄量について明確なエビデンスはありません.たとえば,フッ化ピリミジン系抗がん薬を服用する場合は,流涙や手足症候群などの有害事象が出現することがあり,抗がん薬が汗や涙へ排泄されている可能性が考えられます.しかしながら,抗がん薬の体内からの排泄経路のうち汗や涙には排泄される量は少ないと推察されるため,たとえば汗をかいたところの皮膚が荒れやすくなることはありません.医療現場では,抗がん薬が手についた場合は流水で十分に洗い流しているため,手洗いをしてから子供と接触すれば影響は少ないと考えます.

V. 抗がん薬を取り巻く制度

解 説

　抗がん薬の曝露対策を目的として，『がん薬物療法における曝露対策合同ガイドライン 2015 年版』[1] が刊行されました．本ガイドラインは医療従事者だけでなく，リネンや清掃を担当する医療関連サービス業者，そして患者の家族を対象としており，抗がん薬投与後の患者の排泄物および体液の取り扱い時の曝露対策について，表 1 のように記載されています．

　抗がん薬の主な排泄経路は便や尿であり，それ以外に汗，涙，胸水や腹水，血液，乳汁などが考えられます．また，抗がん薬の未変化体および活性代謝物の排泄量を確認することも必要になります．一般に，抗がん薬の多くは 48 時以内にほとんどが排泄されますが，それ以降でも便や尿に検出される場合がある[2] ので注意が必要です（表 2）．今回の質問に対して，汗や涙への排泄率は添付文書やインタビューフォームでは明確なデータがありませんが，現実的に可能なことは接触をする前に大量に汗をかいたらよく拭き取ることや，手を流水と石鹸で洗うことで影響は少なくなると考えます．なお，経口抗がん薬を服用後すぐに嘔吐した場合などは，抗がん薬の嘔吐物への含有量が高い可能性もあり，注意が必要です．

表 1　抗がん薬投与後の排泄物および体液の取り扱い時の曝露対策

1. 排泄時の周囲への飛散を最小限にするように注意を促す．例えば，可能なら男女とも洋式便器を使い，排尿時は男性も座位で行う．水洗便器の蓋を閉めてから水を流す．可能なら専用のトイレを区別する．
2. 蓄尿や尿量測定は可能な限り避け，体液管理は体重測定など他の方法で行う．
3. 体液ドレナージの際は，閉鎖式の製品を使用し，使用後はそのまま廃棄する．
4. ストマパウチは再利用しない．
5. 失禁がある場合，排泄物との接触から皮膚を保護するため，石鹸を用いて洗浄し，会陰部や肛門部に保護クリームを塗布する．

［日本がん看護学会ほか（編）：がん薬物療法における曝露対策合同ガイドライン 2015 年版，金原出版，東京，2015 より］

表2 便・尿中への hazardous drug の排泄率

薬剤名	排泄率	排泄物処理の際にPPEの着用が推奨される期間	
フルオロウラシル	尿：24時間で未変化体の最大15%	尿：2日間	糞便：5日間
ブレオマイシン	尿：24時間で未変化体の最大68%	尿：3日間	
カルボプラチン	尿：24時間で60%	尿：1～2日間	
カルムスチン	尿：24時間で55～65%	尿：4日間	
クロラムブシル		尿：1～2日間	
シスプラチン	尿：5日間で未変化体と代謝物75%	尿：7日間	
シクロホスファミド	尿：48時間で未変化体の最大25%，投与後48時間で未変化体と代謝物の最大62%　糞便：静脈内投与後，最大4%　汗と唾液の薬剤残留（唾液は77%の血漿濃度）	尿：3日間	糞便：5日間
シタラビン	尿：24時間以内に90%	尿：1日間	
ダカルバジン		尿：1日間	
ダウノルビシン		尿：7日間	糞便：7日間
ドセタキセル	尿：24時間以内に60%	尿：1日間	糞便：2日間
ドキソルビシン	尿：5日間で未変化体と代謝物の最大15%　糞便：未変化体と代謝物の最大85%	尿：6日間	糞便：7日間
エピルビシン	尿：24時間で未変化体の11%	尿：3日間	
エトポシド	尿：24時間で未変化体として40～50%　糞便：24時間で未変化体として2～15%	尿：3日間	糞便：5日間
フルダラビン	尿：24時間で40～60%	尿：3日間	
ゲムシタビン		尿：1日間	
イホスファミド		尿：2日間	
イダルビシン		尿：3日間	糞便：2日間
メルファラン	24時間で30～60%	尿：2日間	糞便：7日間
メルカプトプリン	尿：24時間で未変化体の10～20%，24時間で代謝物の10～40%	尿：2日間	糞便：5日間
メトトレキサート	尿：48時間で未変化体と代謝物の40～50%（低用量投与），90%（高用量投与）　糞便：最大9%	尿：3日間	糞便：7日間
マイトマイシンC		尿：1日間	
ミトキサントロン	尿：5日間で未変化体の最大6.5%，5日間で代謝物の最大3.6%　糞便：5日間で最大18%	尿：6日間	糞便：7日間
オキサリプラチン	尿：24時間で40～50%	尿：3日間	
パクリタキセル	尿：24時間で未変化体の最大13%　糞便：24時間で14%以上		
プロカルバジン	尿：3日間で未変化体の5%，3日間で代謝物の25～70%	尿：3日間	
テニポシド		尿：3日間	

（次頁へ続く）

(表2続き)

薬剤名	排泄率	排泄物処理の際にPPEの着用が推奨される期間	
チオグアニン		尿:1日間	
チオテパ		尿:3日間	
トポテカン		尿:2日間	
ビンブラスチン	尿:3日間で未変化体と代謝物として13〜33% 糞便:3日間で未変化体と代謝物の10〜41%	尿:4日間	糞便:7日間
ビンデシン		尿:4日間	
ビンクリスチン	尿:3日間で未変化体の8%. 3日間で代謝物の4%	尿:4日間	糞便:4日間
	糞便:3日間で未変化体の30%. 3日間で代謝物の40%	尿:4日間	糞便:7日間
ビノレルビン		尿:4日間	糞便:7日間

[ISOPP(International Society of Oncology Pharmacy Practice)ガイドラインより]

　まずは患者本人と家族が在宅における抗がん薬汚染について正しい知識をもてるように,各医療施設で,トイレ環境などの清掃や抗がん薬の残留物が付着した物への適切な対処方法を示すルールづくりを進めることが重要と考えられます.また,今後は抗がん薬曝露対策の報告が増えることが予想されますので,それらにも目を向ける必要があります.

引用文献

1) 日本がん看護学会ほか(編):がん薬物療法における曝露対策合同ガイドライン2015年版, 金原出版, 東京, 2015
2) Yuki M:Secondary exposure of family members to cyclophosphamide after chemotherapy of outpatients with cancer;a pilot study. Oncol Nurs Forum **42**:65-671, 2015

Q46 抗がん薬膀胱内注入後の処理方法について

Key Word 排尿処理，膀胱内注入，がん薬物療法における曝露対策合同ガイドライン

> 膀胱内注入後の排尿や器具の処理時の注意点について教えてください．
>
> 当院ではTUR-Bt後にテラルビシン®(ピラルビシン)，BCGなどの膀胱内注入を行い，その後蓄尿バッグ内の尿を通常の尿処理の装備で採尿カップに集めて捨て，その採尿カップも水洗いをして再利用しています．BCGは次亜塩素酸ナトリウムで中和させています．バッグから尿を取り出す行為自体をやめるべきか(膀胱洗浄のため蓄尿バッグはすぐに一杯になります)，あるいは防護具装着のうえ作業するべきか，よい方法がわかりません．膀胱内注入後の排尿や器具の処理時の注意点を教えてください．

病院薬剤師

Re1 防護具装着のうえで処理しています．

同じ治療ではありませんが，導尿されている患者へ化学療法を行った際の対応を紹介します．当院のバッグはチューブ一体型でバッグごと交換することはむずかしいので，看護師が防護具を装着し対応しています．流す際もバイオハザード扱いで対応しています．捨てる際に使用するカップはビニール袋をかぶせて，尿を捨てたあとにビニール袋をバイオハザード扱いにて廃棄しています．

V. 抗がん薬を取り巻く制度

がん有資格薬剤師

Re2
ビニール袋などの使い捨て可能な器具を活用しています.

当院では経尿道的膀胱腫瘍切除術(transurethral recection of the bladder tumor:TUR-Bt)およびその後の膀胱内注入を行っておりますが, *Re1* の施設と同様, 尿器にビニール袋を入れ, 袋の中に尿を回収しています. 尿を捨てたあとのビニールはバイオハザード扱いにて廃棄する方法をとっています.

解 説

BCG の添付文書には, 本剤注入後の最初の排尿は BCG 感染の恐れがないよう消毒し廃棄すると記載されています. また, 消毒の方法としては, 排尿に半量の 10% 次亜塩素酸ナトリウム液を加えて 15 分間置いておく方法などが記載されています. ピラルビシンなど一部の抗がん薬は次亜塩素酸ナトリウムにより分解するため, TUR-Bt 後の尿を次亜塩素酸ナトリウムで処理することは有効と考えられます. また『がん薬物療法における曝露対策合同ガイドライン 2015 年版』[1] では抗がん薬など hazardous drugs 投与後の患者の排泄物の処理について記載がありますので, 一読をおすすめします (表1).

表1 hazardous drug 投与後の排泄物の処理

1. 気化した薬剤の発生を防ぐために事前に器具などの準備をし, 廃棄作業を迅速に行う
2. 作業時はマスク, 手袋, ガウン, 保護メガネなどの個人防護具を装着する
3. 飛沫を考慮して作業場に紙を敷き, 作業後に処分する
4. 排液は次亜塩素酸ナトリウムなどを用い不活性化する
5. 使用したビニール袋などの廃棄物品は, チャックつきビニール袋に密封して廃棄する

引用文献

1) 日本がん看護学会ほか(編):がん薬物療法における曝露対策合同ガイドライン 2015 年版,金原出版,東京,2015

V. 抗がん薬を取り巻く制度

Q47 医師（看護師）による抗がん薬調製実施方法について

Key Word 休日，ミキシング，安全キャビネット，教育プログラム

> 医師の抗がん薬ミキシングについて，対策をとられている施設がありましたら教えてください．
>
> 平日夜間の緊急化学療法や休日の抗がん薬のミキシングは，各診療科の医師が薬剤科の安全キャビネットを利用し調製しています．今までは，研修医時代にやっていたなど経験がある医師が多かったのですが，最近は抗がん薬を一度も触ったことがない医師が休日はじめてミキシングを行う事態が発生しています．医師による抗がん薬ミキシングを行っている施設で，教育プログラムや許可制など，何か対策があれば，教えてください．

がん有資格薬剤師　関東

Re1 事前準備のうえ，医師が調製しています．

当院でも連日投与のレジメンがあり，投与日が休日にあたる場合があります．薬剤師があらかじめ下準備をし，医師に安全キャビネットを使って調製してもらっています．前日，または前々日に薬剤部内で薬剤師がミキシングの手技を医師に見せ，調製の手順を詳しく書いて渡しています．また，日直の薬剤師が業務の合い間をみて，確認をしています．

Q47. 医師（看護師）による抗がん薬調製実施方法について

病院薬剤師 中部

Re2
休日の医師の負担も考慮し，休日に投与がないようにレジメンを検討しています．

ビダーザ®（アザシチジン）のような Day 1〜7 連投は当初レジメンとおり祝日に調製していましたが，血液内科医師の負担も考慮し，協議のうえ，Day 1〜5 投与し土日休み，月曜から Day 6〜7 投与などといった休みを除いた形になりました．自身で調製をするからと，医師が行ったことが 2〜3 例ありますが，教育プログラムのようなものは当院にはありません．

解説

発がん物質でもある注射用抗がん薬は，安全キャビネットなどを用い適切に取り扱われるべきです．近年では無菌製剤処理加算の充実が図られるなど，施設としても抗がん薬曝露への対応がとりやすくなり，多くの施設で薬剤師による抗がん薬ミキシングが行われています．休日についても薬剤師が対応する施設も増えていますが，人員確保などの諸問題から，むずかしい施設もあります．なお，土日の抗がん薬治療を禁止している施設もありますが，これは抗がん薬調製を行う薬剤師の不足以外にも，休日の手薄な看護体制と安全性のバランスを考え，総合的に判断されている場合もあります．

医師や看護師によるミキシングがやむを得ない場合でも，単に安全キャビネットを用いて作業を行えば十分というわけではありません．取り扱いに慣れている薬剤師がリーダーシップをとって準備を進めるとよいでしょう．その際は，①投与量のダブルチェック，②曝露対策の 2 点がポイントになります．②として，キャビネット外に物品を持ち出す際は，チャックつきビニール袋を用いることや空バイアルや使用した器具や外側のグ

ローブなどはキャビネット内で密封した状態でキャビネット外に出すことを徹底させる必要があります[1,2].

なお，無菌製剤処理加算については常勤の薬剤師による製剤処理と記録の保管が要件となっています．医師や看護師がミキシングを行う場合は，薬剤師と同様の設備や器具などを用いても無菌製剤処理加算の算定はできないので注意が必要です．

引用文献

1) 日本病院薬剤師会(監)：抗悪性腫瘍剤の院内取扱い指針 抗がん薬調製マニュアル，第3版，じほう，東京，2014
2) 日本がん看護学会ほか(編)：がん薬物療法における曝露対策合同ガイドライン2015年版，金原出版，東京，2015

第Ⅵ章
薬局と在宅

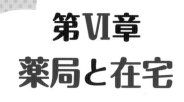
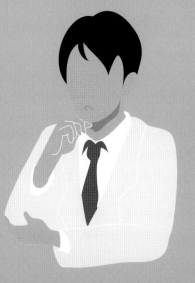

VI. 薬局と在宅

Q48 抗がん薬院外処方時の薬局への情報提供について

Key Word 経口抗がん薬，院外処方，保険薬局，薬薬連携

新規抗がん薬院外処方時に保険薬局へどのように情報提供していますか？ （代理投稿：Q13参照）

新規抗がん薬処方時に，保険薬局への情報提供はどのように行っていますか？
また，薬薬連携の観点からも治療の情報や皮膚障害などのケアの情報はどのように共有していますか？

薬局薬剤師

Re1 保険薬局の立場からの経験談です．

当薬局の経験談ですが，病院薬剤部から新規抗がん薬の処方せん受け入れについて，打診を受けたことがあります．病院側で患者から聞き取ったかかりつけ薬局候補に問い合わせているとのことでした．実際，保険薬局の立場としては，新規抗がん薬が処方される場合には，可能な限り病状や併用薬，検査値なども含めた情報を患者同意のもと薬局に提供してほしいと考えます．私の場合は，処方せんをファクシミリで受け取った際に，"疑問点などがあれば連絡をください"という記載があったため，安心して情報や対応を病院薬剤部へ確認することができました．また，お薬手帳の活用も重要だと思います．

薬局薬剤師 北海道

Re2
ソラフェニブトシル酸塩の経験談です．

　ネクサバール®（ソラフェニブトシル酸塩）の処方をはじめて受けた際は，事前に製薬企業の説明を聞きました．また，製薬企業から資材を取り寄せて，起こりやすい副作用や支持療法，生活上の注意点，高額療養費制度などを患者に説明しました．

　服用開始後は電話でのフォローを行いました．副作用を確実に把握するために知識は必要であり，そのためには病院薬剤部や医師との連携は重要だと思います．

解説

　注射用抗がん薬による化学療法は，入院で開始する場合と外来化学療法室で開始する場合があり，いずれも病院薬剤師が処方監査を行い，投与スケジュールや主な副作用とその初期症状について説明を行うことが多いです[1]．一方，経口抗がん薬は外来で院外処方されて開始することも多く[1]，その場合は保険薬局で処方監査と服薬指導を行うことになります．保険薬局で処方監査や服薬指導を行う際にも，治療目的や副作用のマネジメント方法など，処方せん以外の情報が必要になります．院外処方による経口抗がん薬の場合，病院薬剤師が患者に関わる機会は少なくなりがちですが，治療目的や副作用のマネジメント方法などを積極的に保険薬局へ提供することで，安全な抗がん薬治療につながると考えられます．

　なお，最近は①薬剤師外来の活用，②臨床検査値やレジメンなどの必要な情報の処方せんやお薬手帳などへの記載，③病院と保険薬局の連携ツール（患者日誌，連絡帳，連絡票）の活用，④ファクシミリ送信などによる連携，そして⑤地域連携の勉

強会・研修会の開催とアンケート実施によるフィードバックの有用性が学会で多数報告されています．処方せんを発行する病院とそれを受ける側となる保険薬局の信頼関係こそが重要ではないかと考えられます．

また，副作用マネジメントについては，*Re2* に記載された電話による連絡相談が有用な場合があり，内服方法，薬の使用方法の間違いなどタイムリーな対応により，患者の自己判断によるノンアドヒアランスが改善することが報告されています[2]．

外来化学療法の普及と新規分子標的治療薬増加により，副作用マネジメントに関する最新の知識の習得が欠かせません．2014年に実施された全国の保険薬局を対象とした調査結果では，「薬剤師の経験年数」や「1日に受けつける処方せん数」よりも「生涯教育」や「がん治療における知識」がより重要であることが報告されています[3]．

引用文献

1) 櫻井洋臣ほか：がん診療連携拠点病院においてがん治療に関与する薬剤師の実態調査．医療薬学 **39**：717-725, 2013.
2) 鈴木真也ほか：薬剤師の介入によるソラフェニブの手足皮膚反応のリスクと服薬アドヒアランスの改善度の評価．医療薬学 **37**：317-321, 2011
3) Shinya S et al：Are community pharmacists in Japan equipped to ensure the safe use of oral anticancer therapy? Pharmacotherapy **35**(11)：e200, 2015

Q49 薬局での経口抗がん薬の副作用指導について

Key Word 薬局,経口抗がん薬,副作用対策,服薬指導

> 薬局では,副作用対策をどのように患者に伝えて服薬指導していますか?
>
> たとえば,ティーエスワン®(テガフール・ギメラシル・オテラシルカリウム配合)は単独投与か他の抗がん薬を併用するかによって投与方法が異なり,副作用の種類や出現時期も違ってきます.薬局での,悪心・嘔吐,皮膚障害,口内炎,便秘,骨髄抑制などの副作用対策について,服薬指導のポイントや,患者にわかりやすいツールなど教えてください.

薬局薬剤師

Re1 投与方法を明確にするためにレジメンを把握しています.

抗がん薬の副作用モニタリングを行ううえでは,レジメンの把握が必須だと思います.病院によっては薬剤部や医師が非常に協力的で,処方せん上にレジメンを記載したり,お薬手帳に今回施行したレジメン名,内容,採血データ,特記事項を貼付する試みを始めたりしているところもあります.また,病院からまったく情報がなくレジメンが不明なケースは,病院に問い合わせを行っています.

薬局薬剤師 東北

Re2
製薬企業の「抗がん薬治療ハンドブック」を使いながら服薬指導しています.

製薬企業が作成および配布しているリーフレットや手帳などの資材を使って,副作用の出現時期や対策について指導を行っています.

「抗がん薬治療ハンドブック」のように副作用全般について書かれているものや,「お口のお手入れについて」といったそれぞれの副作用に特化した資材もありますので,普段から使いやすいものを揃えておくとよいと思います.

がん有資格薬剤師 中部

Re3
病院で「ティーエスワン® 連絡帳」を作成しています.

保険薬局からの疑義照会を減らすことと,情報を聞き取る時間を服薬指導にまわしてほしいという思いから,当院では治療方法,用法・用量を記載した「ティーエスワン® 連絡帳」を作成しています.初回処方時に,医師が該当するがんの種類やスケジュールをチェックして患者に渡しています.

解 説

経口抗がん薬は,適応がんを多くもち,がんや併用薬剤によって用法が異なる場合が多く存在します.経口抗がん薬を含む主なレジメンを表1に示します.このうち,ティーエスワン®は肺がん,乳がん,胃がん,胆道がん,膵がん以外にも,大腸がん,頭頸部がんの7つのがんの適応をもっています.単剤の場合は28日間連日経口投与し,その後14日間休薬しますが,パラプラチン®(カルボプラチン)との併用の場合は14日間連日

Q49. 薬局での経口抗がん薬の副作用指導について

表1　経口抗がん薬を含む主なレジメン

臓器	経口抗がん薬のみ	経口抗がん薬＋注射用抗がん薬
肺	●エルロチニブ ●ゲフィチニブ ●クリゾチニブ ●アファチニブ ●アレクチニブ	●ティーエスワン®＋カルボプラチン ●ティーエスワン®＋シスプラチン
乳腺	●カペシタビン ●ティーエスワン® ●ラパチニブ＋カペシタビン ●エベロリムス	●CMF（シクロホスファミド＋メトトレキサート＋フルオロウラシル）
胃	●ティーエスワン®	●XP（カペシタビン＋シスプラチン）±トラスツズマブ
大腸	●ユーエフティ®＋ホリナートカルシウム ●カペシタビン ●レゴラフェニブ ●ロンサーフ®	●XELOX（カペシタビン＋オキサリプラチン）
肝胆膵	●ソラフェニブ ●ティーエスワン® ●エベロリムス ●スニチニブ	●エルロチニブ＋ゲムシタビン

［日本臨床腫瘍薬学会(監)：がん化学療法レジメンハンドブック，第4版，羊土社，東京，2015より］

経口投与し7日間休薬，シスプラチンとの併用の場合は21日間連日経口投与し14日間休薬というように，併用薬により投与スケジュールが異なります．

　しかしながら，薬局では処方されている抗がん薬がどのようなレジメンで投与されているか，併用されている注射用抗がん薬の有無や薬品名がわからないことも多いです．診察時に医師から用法の説明を受けていても，高齢患者や複雑な用法であった場合には，服用方法がわからなくなってしまうことも十分考えられます．このため，*Re1* や *Re3* のような薬薬連携がさらに重要になってくると考えられます．

　また，経口抗がん薬に複数のレジメンがあることで，同じ薬

表2 ティーエスワン®のレジメン別パンフレット

レジメン	対象がん
ティーエスワン®	胃,大腸,胆道,膵,頭頸部,肺,乳腺
ティーエスワン®	胃・術後
ティーエスワン®+シスプラチン	胃,肺
ティーエスワン®+カルボプラチン	肺
SOX(ティーエスワン®+オキサリプラチン)	胃,大腸
SOX+BV(ティーエスワン®+オキサリプラチン+ベバシズマブ)	大腸
ティーエスワン®+イリノテカン	大腸

剤を服用していても,副作用の種類や出現時期はレジメンにより異なることを理解しておく必要があります.たとえば,ティーエスワン®とカルボプラチンとの併用では,通常ティーエスワン®の投与開始日にカルボプラチンの点滴静注を行いますが,シスプラチンとの併用ではティーエスワン®の投与8日目にシスプラチンの点滴静注を行うため,悪心・嘔吐や骨髄抑制が強く現れる時期が異なってきます.*Re2*で紹介されているように,製薬企業がレジメンごとや副作用ごとの資材をもっていることが多いです.一例として,ティーエスワン®のレジメン別パンフレットを表2に示します.各抗がん薬について,どのような資材があるかを調査し,あらかじめ用意しておくとよいでしょう.

Column

➤ 患者のための薬局ビジョン

2015年10月には「患者のための薬局ビジョン」が厚生労働省にて策定されました.この中で,かかりつけ薬局は,薬物

(次頁へ続く)

Q49. 薬局での経口抗がん薬の副作用指導について

治療に関して安心して相談できる身近な存在であることが求められ,抗がん薬を含む服用中のすべての薬剤に関する情報などを一元的,継続的に把握し処方内容のチェックを行うとともに,必要に応じて疑義照会や処方提案を円滑に行えるよう,医療機関などとの連携体制を備えておくことが求められています.また将来的に,高度薬学管理機能を有する薬局として専門的な薬物療法を提供可能な体制を構築している薬局を,患者がかかりつけ薬局として選択する場合もあると考えられます.このようなビジョンの実現のためには,医療機関との連携だけでなく,地域の複数の薬局がチームを組んで連携体制を構築していくことも有効かもしれません.

VI. 薬局と在宅

Q50 薬局での抗がん薬服薬指導時の配慮について

Key Word 服薬指導，プライバシー，がん告知

抗がん薬服薬指導時の場所や言葉づかいはどうしていますか？

外来がん化学療法を受けている患者に，服用方法の確認や副作用のモニタリングを行いたいと考えていますが，通常の処方のようにカウンターで説明してよいのか，「がん」という言葉を用いてよいのか，薬局内でも見解が分かれています．皆さんのところでは，どのようにされていますか？ また，説明用の資材について，製薬企業提供のパンフレットや，化学療法の副作用全般についてのパンフレットなどありますが，どのようなものを使っていますか？

薬局薬剤師　関東

Re1 初回問診時に，服薬指導に際して配慮してほしいことの項目を組み込んでいます．

ご存知のとおり，保険薬局は患者のプライバシーに対する配慮に欠ける環境であるといえます．個別の服薬指導室が配備されている薬局はほんのわずかです．パーテーションなどで区切っているところがほとんどではないでしょうか．念のため，当薬局では，初回問診時に服薬指導に際して配慮してほしい項目（下記）を提示し，患者の希望があった場合には，対応を検討します．

- 説明は家族にしてほしい
- 他の患者に聞こえないよう配慮して話してほしい
- 筆談にしてほしい

- 耳が遠いので大きな声で話してほしい　など

　実際に，患者の車内や職員の休憩室を使用するなどの方法をとることもあります．

がん有資格薬剤師

Re2
「がん」という言葉は極力避けるように気をつけています．また，日常生活に制限を加えないような表現を心がけています．

　「がん」という言葉は極力避けるように気をつけています．これは，一昔前の「告知がされているかわからないから」という理由ではなく，患者の精神状態を考慮しての行動です．なるべく「化学療法」などに置き換えるとよいのではないでしょうか．個人的に最も注意しているのは，患者の日常生活に対する注意点を指導するときです．「○○をしてはいけない」「○○を食べてはいけない」ではなく，「△△ならできる」「こうすれば（いつからなら）食べることができる」など一方的に制限を加えてQOLの低下を感じさせることのないよう気をつけています．

病院薬剤師

Re3
病院との薬薬連携の中でさまざまなツールを作成しています．

　経口抗がん薬（特に注射を併用しない単独投与で病院薬剤師の目が届きにくいもの）を中心に，発現リスクのある副作用や発現時期，関連するレジメンや支持療法の具体例などを記載したツールを病院と共同で作成しています．病院と情報を共有することで，薬剤師間の指導誤差を減らすことにもつながっています．その他，個人的にはnadir期などのタイミングで気をつけること（感染症対策）などのツールを作成しています．

VI. 薬局と在宅

解　説

　地域における医薬品の供給，相談役として，薬局の地域保健医療への貢献を推進する目的で 2003 年に定められた『薬局業務運営ガイドライン』[1] では，患者のプライバシーに配慮しながら薬局の業務を行えるよう，構造・設備に工夫をすることが望ましい，とされています．しかしながら，2014 年の「総務省報道発表資料」[2] で，薬剤師から他の患者のいる前で病気などの説明をされ，とても嫌な思いをしたため薬局におけるプライバシー保護を向上させてほしいとの行政相談を受け，対策を講ずるようあっせんした，といったこともあり，今回の返信のように，患者個々の希望を聞いて対応していく必要があるかもしれません．

　また，一口にがんといっても，がんの診断，再発，進行，抗がん薬の変更・中止など，治療の段階により患者の心理はさまざまである[3] といわれており，可能な限り配慮していけることが望ましいと考えられます．そのためには多職種でのチームで患者情報や治療情報を共有する必要があり，病院薬剤師と薬局薬剤師との薬薬連携に取り組んでいる地域も増えてきています．日本臨床腫瘍薬学会では，外来がん治療認定薬剤師の認定を通じて，地域がん医療において患者とその家族をトータルサポートできる薬剤師の養成を行っています．

Column

☛ 基準薬局と電話相談窓口

　今後薬局に必要になってくるのは，電話での相談窓口（Q48 参照）の設置です．基準薬局に関しては「当該保険薬局のみ又は当該保険薬局を含んだ連携する近隣の保険薬局において，

（次頁へ続く）

> 二十四時間調剤並びに在宅患者に対する薬学的管理及び服薬指導を行うにつき必要な体制が整備されていること」という条件により，担当者が夜間でも携帯で対応できるようになっていますので，抗がん薬を服用されている患者には特に周知徹底していく必要があるでしょう．個人情報にも十分に配慮可能ですし，窓口での代理人受け取りによるアドヒアランス低下を防止することにもつながると考えます．在宅での有害事象発生時における病院側の負担軽減にも一役買いそうです．

引用文献

1) 厚生労働省：薬局業務運営ガイドライン（平成五年四月三〇日）（薬発第四〇八号）(http://www.mhlw.go.jp/shingi/2004/07/s0721-6d.html)
2) 総務省：薬局における患者のプライバシー保護を向上させてほしい．報道発表資料（平成 26 年 3 月 13 日）(http://www.soumu.go.jp/main_content/000279882.pdf)
3) がん情報サービス：がんと心 (http://ganjoho.jp/public/support/mental_care/mc01.html)

VI. 薬局と在宅

Q51 麻薬処方せん応需時の疼痛コントロールの状況把握について

Key Word 麻薬処方せん，疼痛コントロール，レスキュードーズ，がん疼痛の薬物療法に関するガイドライン

> **麻薬の服薬指導や疼痛コントロールの評価方法について教えてください．**
>
> 麻薬処方せんを応需した際に，他人に譲渡してはいけない，子供の手の届かない所に保存する，など取り扱いについては留意して説明をしていますが，使い方についてはまだなかなか及びません．ベースの薬剤とレスキューの薬剤が一緒に処方されることもあれば，別々のこともありますが，指導方法は変えたほうがよいでしょうか？ また疼痛コントロールは，どのように評価していますか？ 評価には何かツールやスケールなど使用したほうがよいでしょうか？

関東
がん有資格薬剤師

Re1
ベースの麻薬は特にアドヒアランスに注意して指導しています．

残薬の確認は特に気をつけて行っています．また，アドヒアランスに懸念がある患者に関しては，ベースの麻薬は，服用時点に合わせてピルケースに入れる，一包化のパックにテープで貼りつけるなど工夫しています．

中部
病院薬剤師

Re2
レスキュードーズは使用状況を確認しています．

レスキューは1日の使用回数や，またレスキュー服用後に何分で疼痛が消失するのかを患者から聞き取り，効果判定をして

います．ある程度理解している患者には，レスキューを1日に何包くらい服用するか必ず医師に報告するように伝えています．在宅の場合は，レスキューの残数から1日平均を割り出して主治医に報告を行うこともあります．

薬局薬剤師 関東

Re3
Numerical Rating Scale（NRS）で評価を行っています．

眠っているとき，体動かすとき，安静時の痛みの有無についてまず確認をしています．その中での最大NRSを聞き，同時に患者自身の目標NRSも併せて確認しています．突出痛についてもそれが突出痛（予測可能・不可能）なのか定時鎮痛薬の切れ目の痛みなのか自分なりに考えて痛みが起きた時間などを患者にメモしてもらい，在宅医に報告することもあります．

解 説

「WHO方式がん疼痛治療法」は，1986年から現在に至るまで，全世界のがん患者を痛みから解放することに貢献しています．がん疼痛治療の目標は，①痛みに妨げられない夜間の良眠，②安静時の痛みの消失，③体動時の痛みの消失であり，最終的にはこれらの目標を達成し，鎮痛効果の継続と平常の日常生活に近づけることが求められます．また，鎮痛薬使用の5原則として，経口的に，時刻を決めて規則正しく，除痛ラダーに沿って効力の順に，患者ごとの個別的な量で，そのうえで細かい配慮を，とされており，一般的には徐放性の麻薬性鎮痛薬を一定の量時間を決めて服用し（ベース），突出痛に対して速効性の麻薬性鎮痛薬を頓用します．

痛みは主観的な症状であるため，患者自身による評価が重要です．評価法としてはさまざまなツールが開発されていますが，

Numerical Rating Scale (NRS)

| 0 | 1 | 2 | 3 | 4 | 5 | 6 | 7 | 8 | 9 | 10 |

Visual Analogue Scale (VAS)　10 cm

|―――――――――――――――――|

まったく痛みがない　　　　　これ以上の強い痛みは考えられない，または最悪の痛み

Verbal Rating Scale (VRS)

痛みなし　少し痛い　痛い　かなり痛い　耐えられないくらい痛い

Faces Pain Scale (FPS)

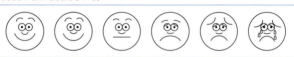

(Whaley L et al: Nursing Care of Infants and Children, 3rd ed, St. Louis Mosby, 1987)

図1　痛みの評価ツール

信頼性，妥当性ともに検証され，臨床の場で用いられているものは，Numerical Rating Scale (NRS)，Visual Analogue Scale (VAS)，Verbal Rating Scale (VRS)[1]です（図1）．VASは筆記用具が必要であること，VRSは段階が少なく痛みを詳細に評価できない可能性があることから，一般的にはNRSが推奨されています．Faces Pain Scale (FPS)は3歳以上の小児の痛みの自己評価において有用性が報告されています．

引用文献

1) 日本緩和医療学会(編)：がん疼痛の薬物療法に関するガイドライン2014年版，金原出版，東京，2014

第Ⅶ章
その他

Ⅶ. その他

注射用抗がん薬の後発品採用について

Q52 Key Word パクリタキセル, 後発医薬品

 パクリタキセルの先発品と後発品ではポリオキシエチレンヒマシ油の精製純度や副作用頻度に差があるのですか？

　パクリタキセルの後発品に切り替えを検討しています．医師より「添加物のポリオキシエチレンヒマシ油が先発品と後発品で精製純度に差があるために，パクリタキセルは後発品変更に慎重な施設もあると聞いた」と相談がありました．精製純度の差は副作用の発現頻度の違いにも現れているとの意見もありました．実際のところ，先発品と後発品では添加物の違いや副作用発現頻度に差はあるのでしょうか？

がん有資格薬剤師

Re1 添加物や使用感も忘れずチェックします．

　後発品については，大抵の製薬企業は採用病院，製剤見本，添加物などの一連のデータ，製剤の純度試験結果など一揃い準備してくれるようです．また，調製する側にとっての使い心地も重要なので，ゴム栓の良し悪し，粉末薬剤の溶解性なども重要な選定のポイントとなると思います．

病院薬剤師

Re2 製薬企業に問い合わせています．

　当院でも，少数ですが「安い＝粗悪」のイメージをもってい

る職員がいるようです．後発品選定の際，各製薬企業に市場占有率と，採用している代表的な病院などをヒアリングしています．おおむね教えてもらえますので問い合わせてみてはいかがでしょうか．また後発品の中には「付加価値型後発品」もあり，逆に添加剤が見直され，副作用軽減を図っているケースもあるようです．

解 説

　パクリタキセルは，微小管蛋白重合を促進し脱重合を防ぐことで抗腫瘍効果を発揮するタキサン系薬剤です．パクリタキセルは水に非常に難溶であるため，溶媒としてポリオキシエチレンヒマシ油，無水エタノールを使用しています．このため投与に際し，重篤な過敏症状を発現する可能性があることから，パクリタキセル投与前に，デカドロン®（デキサメタゾン）注，ザンタック®（ラニチジン塩酸塩）注［またはガスター®（ファモチジン）注］，レスタミンコーワ®（ジフェンヒドラミン塩酸塩）錠の前投薬を行う必要があります．さらに投与時間も3時間かかる（3週ごとのレジメンの場合）など問題点もありました．

　一方，同じパクリタキセル製剤であるアブラキサン®は，パクリタキセルを人血清アルブミンに結合させ，ナノ粒子化することにより，ポリオキシエチレンヒマシ油および無水エタノールを使用せず生理食塩液で懸濁して投与が可能になった薬剤です．このため過敏症予防の前投薬を必須とせず，投与時間も30分と大幅に短縮することが可能になっています．また，アルコール過敏症患者への投与も可能になるなどの利便性も向上しています．しかしパクリタキセル注射液とアルブミン結合パクリタキセルは，その適応症および用法・用量に違いがあるため，使用にあたっては注意が必要です．

VII. その他

Column

● エタノールが添加剤として含まれる注射用抗がん薬

パクリタキセルをはじめ,一部の抗がん薬は,添加剤として溶解液に無水エタノールを使用しているものがあります.たとえばパクリタキセルの先発品であるタキソール®注の場合,30 mg/5 mL 中に 2.5 mL の無水エタノールが含まれています[1]).体表面積 1.5 m^2 の患者の場合,タキソール®80 mg/m^2 の投与量では無水エタノール量は 10 mL 含まれることになります.ビールのアルコール度数を 5% とした場合,換算すると 200 mL ほどのビールを摂取するのと同等,ということになります.同様にタキソール® 175 mg/m^2 の場合はビール換算で 437.5 mL にもなります.一方,ドセタキセル水和物の先発品であるタキソテール®注を添付溶解液(13%エタノール)で溶解した場合,同じく体表面積 1.5 m^2 の患者に 60 mg/m^2 投与すると,ビール換算で約 17 mL 摂取するのと同等のアルコール摂取となります(ドセタキセル水和物は現在,アルコールを含有しない製剤が発売されています).主なアルコールを含む抗がん薬は表1のとおりです.

表1 アルコールを含有する主な注射用抗がん薬

一般名	主な商品名	備考
パクリタキセル	タキソール	
ドセタキセル	タキソテール	アルコール抜きでの調製が可能
	ワンタキソテール	
カバジタキセル	ジェブタナ	
テムシロリムス	トーリセル	添付溶解液のほかに,主薬にも無水エタノールを含む
メルファラン	アルケラン	造血幹細胞移植時の前処置に使用
エリブリン	ハラヴェン	無水エタノールとしては1バイアルあたり 0.1 mL とごく微量

(次頁へ続く)

抗がん薬投与により，アルコールの影響を受ける場合があり，自動車の運転など危険を伴う機械操作に従事させないよう，しっかりした服薬指導が必要となります．

引用文献
1) ブリストルマイヤーズ：タキソール® 注射液使用ガイド，2015 年 2 月改訂（http://file.bmshealthcare.jp/bmshealthcare/pdf/other/TX-guide-1510.pdf）

索　引

和　文

■あ
アキシチニブ　26
悪臭　125
アドヒアランス　11, 26, 57
アトロピン硫酸塩水和物　87
アプレピタント　40, 44
アルキルジアミノエチルグリシン塩酸塩　156
アントラサイクリン系薬剤　64, 75

■い
胃癌治療ガイドライン　17
胃酸分泌阻害薬　2
医薬品副作用被害救済制度　114
イリノテカン塩酸塩水和物　22, 87
医療用麻薬適正使用ガイダンス　124
院外処方　196

■う
ウィッグ　109
内帽子　110

■え
エピルビシン塩酸塩　163
嚥下困難　167

■お
オキサリプラチン　83
オクトレオチド酢酸塩　128

■か
過敏性反応（HSR）　94
カルシウム　83
簡易懸濁　167
がん患者指導管理料3　141
がん患者の消化器症状の緩和に関するガイドライン　130
がんサバイバー　149
「がん就労」復職支援ガイドブック　147
がん薬物療法における曝露対策合同ガイドライン　160, 182, 186

■き
吃逆（しゃっくり）　101
キャンサーボード　145
共通有害事象用語規準（CTCAE）　55

■く
クリゾチニブ　32

■け
経口抗がん薬　139, 196
携帯型ディスポーザブル注入ポンプ　177
経尿道的膀胱腫瘍切除術（TUR-Bt）　189
血液腫瘍　44
血管炎・血管痛　163
血管外漏出　64, 164
ゲフィチニブ　2
原発性脳腫瘍　170

索引

■こ
降圧薬 90
高額療養費制度 134
膠芽腫 170
高カロリー輸液 128
抗がん薬調製マニュアル 158
抗がん薬曝露 160, 167, 171, 185
高血圧 90
高血圧治療ガイドライン 91
公知申請 154
好中球減少 80
抗VEGF抗体薬 90
国際がんサポーティブケア学会（MASCC） 39
骨髄抑制 81
コリン作動性症状 88

■し
次亜塩素酸ナトリウム 180
シクロホスファミド水和物 71
自己負担限度額 135
シスプラチン 48
柿蒂 101
終末期がん患者の輸液療法に関するガイドライン 118
出血性膀胱炎 71
消化管閉塞 128
上皮成長因子受容体（EGFR） 108
静脈炎 164
食中毒 81
ショートハイドレーション 51
心機能障害 75

■す
膵がん 22
スピルキット 182

■せ
制吐薬 32, 36
制吐薬適正使用ガイドライン 38, 41, 46
セツキシマブ 105

■そ
ゾレドロン酸水和物 6

■た
脱感作療法 94
脱毛ケア 109

■ち
チオ硫酸ナトリウム 180
注射剤・抗がん薬無菌調製ガイドライン 157, 181

■て
手足症候群（HFS） 38, 53
ティーエスワン® 16
低マグネシウム血症 105
デキサメタゾン 61
デクスラゾキサン 66
デノスマブ 6
テモゾロミド 167
転移性腎細胞がん（mRCC） 26

■と
疼痛コントロール 208
ドキソルビシン塩酸塩 36, 64, 75
トリプルクリン® 183

■に
ニフェジピン 90
日本臨床腫瘍研究グループ（JCOG） 55

■は
排尿処理　189
パクリタキセル　212
発汗　87
パロノセトロン塩酸塩　40

■ひ
皮下輸液　118
皮疹　61
皮膚障害　53, 57

■ふ
服薬指導　112, 199, 204
プライバシー　204
ブリスターカード　11
フルオロウラシル　177
フロセミド　48
分子標的治療薬　53

■へ
米国国立がん研究所（NCI）　55
米国総合がんネットワーク（NCCN）　34, 39
米国臨床腫瘍学会（ASCO）　39, 83
閉鎖式薬物移送システム（CSTD）　162, 171
ベバシズマブ　90
ペメトレキセドナトリウム水和物　61

■ほ
膀胱内注入　189

■ま
マグネシウム　48, 83
末梢神経障害　85
麻薬　122, 208

■む
無菌調製用密封アイソレーター　160

■め
迷走神経反射　87
メスナ　71
メトロニダゾール　125

■も
モース氏ペースト　126

■や
薬剤師外来　139
薬薬連携　196
薬局（保険薬局）　196, 199, 204

■ら
卵巣がん治療ガイドライン　96

■り
リツキシマブ　67
利尿薬　48

■れ
レゴラフェニブ水和物　53
レジメン審査　143
　——，適応外　151
レスキュードーズ　208

■ろ
ロンサーフ®　11

欧文

AC療法　109
ACCORD II試験　22

索引

ACTS-GC 試験　20
American Society of Clinical Oncology (ASCO)　39, 83

B 型肝炎ウイルス (HBV)　98
B 型肝炎治療ガイドライン　98

CHOP 療法　46
closed system drug transfer device (CSTD)　162, 171
Common Terminology Criteria for Adverse Events (CTCAE)　55

D-マンニトール　48

epidermal growth factor receptor (EGFR)　108

Faces Pain Scale (FPS)　210
finger tip unit (FTU)　60
FOLFIRINOX 療法　22, 178
FOLFIRI 療法　178
FOLFOX 療法　178

GDP 療法　44
hand-foot syndrome (HFS)　38, 53
hypersensitive reaction (HSR)　94

infusion reaction　67

Japan Clinical Oncology Group (JCOG)　55

metastatic renal cell carcinoma (mRCC)　26
Multinational Association of Supportive Care in Cancer (MASCC)　39

National Cancer Institute (NCI)　55
National Comprehensive Cancer Network (NCCN)　34, 39
Numerical Rating Scale (NRS)　210

R-CHOP 療法　67
receptor activator of NF-κB ligand (RANKL)　7

transurethral resection of the bladder tumor (TUR-Bt)　189
TRIPLE 試験　42

Verbal Rating Scale (VRS)　210
Visual Analogue Scale (VAS)　210

がん治療の疑問をメーリングリストで解決した件。
―薬剤師が知りたいがんの疑問 52 件をバッチリ解説！

2016 年 9 月 30 日　発行

編集者　日本臨床腫瘍薬学会
発行者　小立鉦彦
発行所　株式会社　南江堂
〒113-8410 東京都文京区本郷三丁目 42 番 6 号
☎(出版)03-3811-7236　(営業)03-3811-7239
ホームページ http://www.nankodo.co.jp/
　　　　　　　印刷・製本　小宮山印刷工業
　　　　　　　装丁　渡邊真介

Questions about Oncology Pharmacy were Resolved in JASPO Mailing List
©Japanese Society of Pharmaceutical Oncology, 2016

Printed and Bound in Japan
ISBN978-4-524-25965-6

定価は表紙に表示してあります．
落丁・乱丁の場合はお取り替えいたします．

本書の無断複写を禁じます．
JCOPY 〈(社)出版者著作権管理機構　委託出版物〉

本書の無断複写は，著作権法上での例外を除き，禁じられています．複写される場合は，そのつど事前に，(社)出版者著作権管理機構(TEL 03-3513-6969，FAX 03-3513-6979，e-mail: info@jcopy.or.jp)の許諾を得てください．

本書をスキャン，デジタルデータ化するなどの複製を無許諾で行う行為は，著作権法上での限られた例外（「私的使用のための複製」など）を除き禁じられています．大学，病院，企業などにおいて，内部的に業務上使用する目的で上記の行為を行うことは私的使用には該当せず違法です．また私的使用のためであっても，代行業者等の第三者に依頼して上記の行為を行うことは違法です．

日本臨床腫瘍薬学会 編集の好評書

ホップ・ステップ・ジャンプで進める
がん治療の薬薬連携

保険薬剤師・病院薬剤師のための
外来抗がん薬の業務ガイダンス

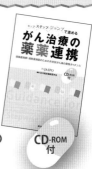

CD-ROM付

B5判・190頁　2016.3.　定価（本体3,200円＋税）
ISBN978-4-524-25865-9

CD-ROMには…

1　書籍「第Ⅲ章-A 副作用チェックシート」をPDFで収載
☞ 必要箇所をプリントアウトし，調剤室などに置いて利用できる！

レジメンとがん腫別に**39種類を用意！**

2　お薬手帳シールフォーマットをExcelとPDFで収載
☞ 保険薬局と病院薬剤部で抗がん薬治療に関する情報を共有できる！

「備蓄のない支持療法薬の処方せんが突然来たら，どうすればよい？」「支持療法薬を提案するタイミングはいつ？」など，保険薬剤師や病院薬剤師からの疑問や悩みを段階別（ホップ・ステップ・ジャンプ）に掲載．付録CD-ROMには，病院から保険薬局への情報ツールとして使用できる「お薬手帳シール」や調剤時に便利な「副作用チェックシート」のデータを収録．明日からの業務に役立つ知識とツールが満載．

南江堂　〒113-8410 東京都文京区本郷三丁目42-6 （営業）TEL 03-3811-7239　FAX 03-3811-7230